脊柱管狭窄症治療のすべてを丁寧に解説します

図解 専門医が教える

脊柱管狭窄症を治す最新治療

監修
東京腰痛クリニック院長
日本整形外科学会専門医　医学博士
三浦恭志

日東書院

はじめに

脊柱管狭窄症治療のすべてを丁寧に解説しています

はじめまして。東京腰痛クリニック院長の三浦恭志です。当院は日本脊椎脊髄《せきついせきずい》ドック協会認定の脊椎専門クリニックです。頸椎《けいつい》や腰痛《ようつい》に発症することが多い脊柱管狭窄症《せきちゅうかんきょうさくしょう》は、当院で扱う代表的な疾患の一つです。

「長い距離を歩けなくなったのは年をとったからだ」

「歩くと足がしびれるが休むとまた歩けるから大丈夫」

そう思っていませんか？

このような「長い距離を歩けない」「少し休憩するとまた歩けるようになる」症状を間《かん》欠性跛行《けっせいはこう》といいますが、これが脊柱管狭窄症の最大の特徴といえるのです。

脊柱管狭窄症は、加齢による組織の老化などにより脊柱管というトンネルが狭くなり、その中の神経が圧迫されて、腰部に発症すれば足の痛みやしびれなどが出る病気です。

このような足の痛みやしびれを放っておくと、神経そのものがダメージを受け、症状は改善しにくいものになってしまいます。ですから、早期の診断と適切な治療が大切になるのです。

本書では、脊柱管狭窄症の発症のしくみ、原因と主な症状、診断から治療までのプロセスや内容を詳細に解説しています。完治を目指す手術は、当院で行っている体への負担が少ない最先端の方法を紹介しています。

脊柱管狭窄症は、もちろん予防も大切です。運動や生活改善などの方法を実践すればある程度発症を防ぐことができます。

本書の終章では、脊柱管狭窄症と並んで脊椎の代表的な疾患である腰椎椎間板ヘルニアの解説もしています。

脊柱管狭窄症についての正しい知識を得て、不快な症状から解放されることを願ってやみません。

東京腰痛クリニック 院長
三浦 恭志

もくじ

序章　脊柱管狭窄症はどんな病気？

第1章 脊柱管狭窄症はこのように起こる

第2章 脊柱管狭窄症の検査（診断）法・治療法

第3章 脊柱管狭窄症の予防法

終章 腰椎椎間板ヘルニアはどんな病気?

序　章

脊柱管狭窄症はどんな病気？

脊柱管が狭くなり神経が圧迫される病気

脊柱管内の神経が圧迫されると足腰にしびれが出る

慢性的に足腰の痛みを訴える人は高齢になると多くなり、65歳以上の場合、1千人当たり、男性では210・1人（約5人に1人）、女性では266・6人（約4人に1人）という調査結果が出ています（厚生労働省「平成28年度国民生活基礎調査」）。その原因となる代表的な病気には腰椎椎間板変性症《ようついついかんばんへんせいしょう》や脊椎《せきつい》すべり症、変形性腰椎症がありますが、**ここ十数年目立って増えてきたのが脊柱管狭窄症《せきちゅうかんきょうさくしょう》**です。

脊柱管は背骨にあり、**脳から続く神経が通っているトンネル**のようなものです。このトンネルが加齢による椎間板の老化や筋力低下によって狭くなり（狭窄）、**中を通る神経を圧迫して足腰の痛みやしびれを起こす**のが、脊柱管狭窄症という病気です。

脊柱管は椎間板や関節、靭帯《じんたい》などに囲まれていますが、年齢を重ねると、椎間板が変性して膨らんだり、背骨が変形したり、関節が老化してとげ（骨棘《こっきょく》）が突出したり、靭帯が厚くなったりして脊柱管内は狭くなり、神経を刺激するようになります。立位の姿勢を長時間続けると、脊椎管は周囲の関節や筋肉などに引っ張られてより狭くなり刺激が増します。

脊柱管狭窄症のイメージ

椎間板の変性などによって脊柱管が狭くなり、中を通る神経を圧迫する。

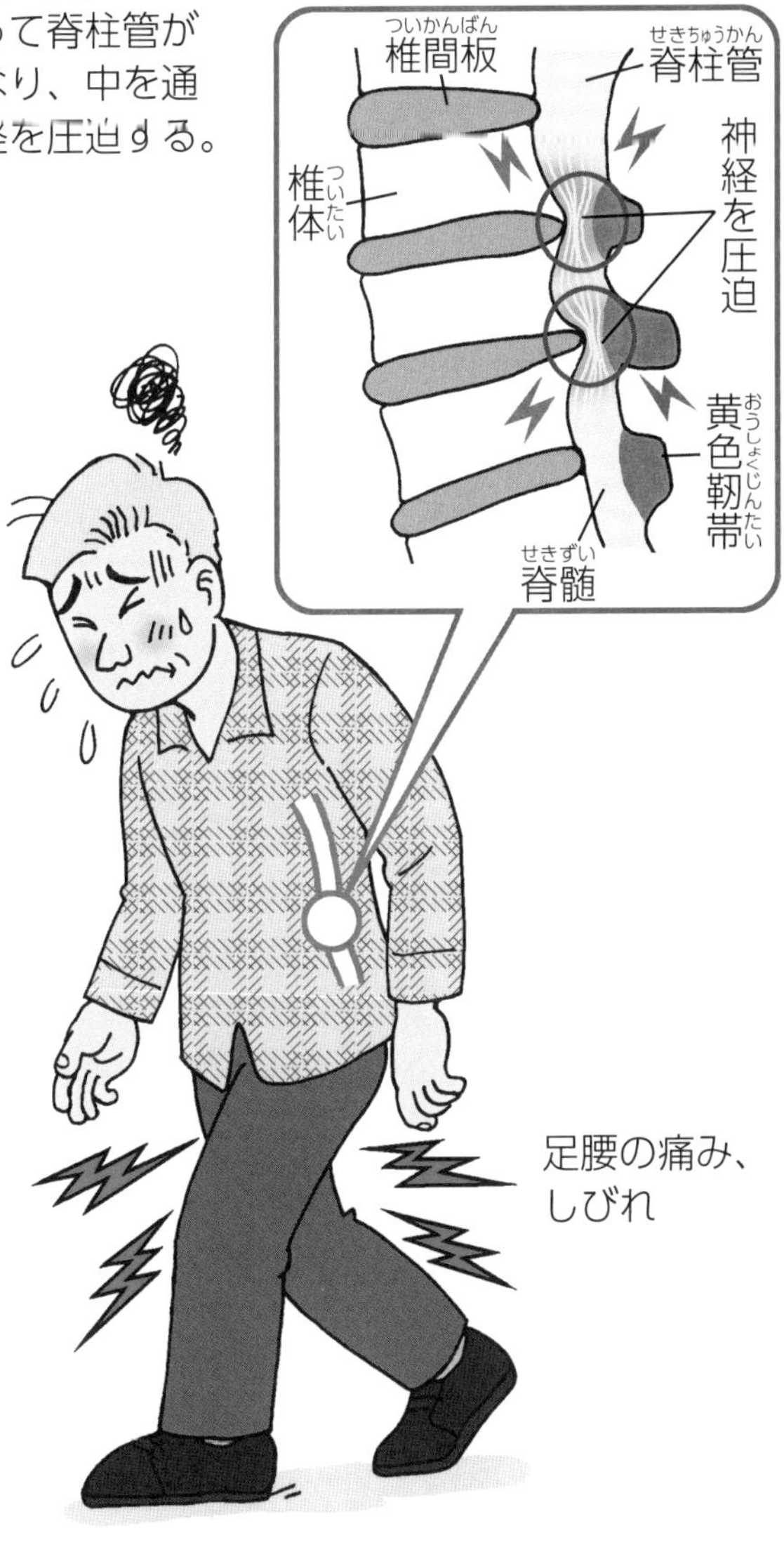

足にしびれが出て長い時間歩けなくなる

歩くと痛み、休むと痛みがやわらぐのが脊柱管狭窄症の特徴

こんな症状に悩んでいませんか?

- 数分間歩くと下肢に痛みやしびれがはしるが、少し休むと症状は改善する
- 立ちっぱなしでいるとしゃがみたくなるが、しゃがめば下半身の重苦しさがラクになる
- 長い距離を歩くことはできないが、買い物カートやシルバーカーを利用して前かがみの姿勢ならばある程度の距離を歩くことができる
- 歩いて遠くに出かけるのはつらいが、自転車ならば遠くまで行くことができる

脊柱管狭窄症《せきちゅうかんきょうさくしょう》の患者さんの多くは、足腰周辺の痛みやしびれを訴えて受診します。診察すると、痛むのは腰ではなく、実際は臀部《でんぶ》から下肢にかけてであり、ここが医師と患者さんとの腰痛に対する認識の違いでしょう。この臀部から下肢にかけての痛みやしびれは、直立姿勢を続けると長時間歩くのが困難になり、前かがみになったり歩くのを中止したりすると症状は軽減するという特徴があります。**この立って歩くと痛み、休息すると痛みがやわらぐ状態を間欠性跛行《かんけつせいはこう》といい、この症状が脊柱管狭窄症診断の決め手**になります。

こんな症状は脊柱管狭窄症かも？

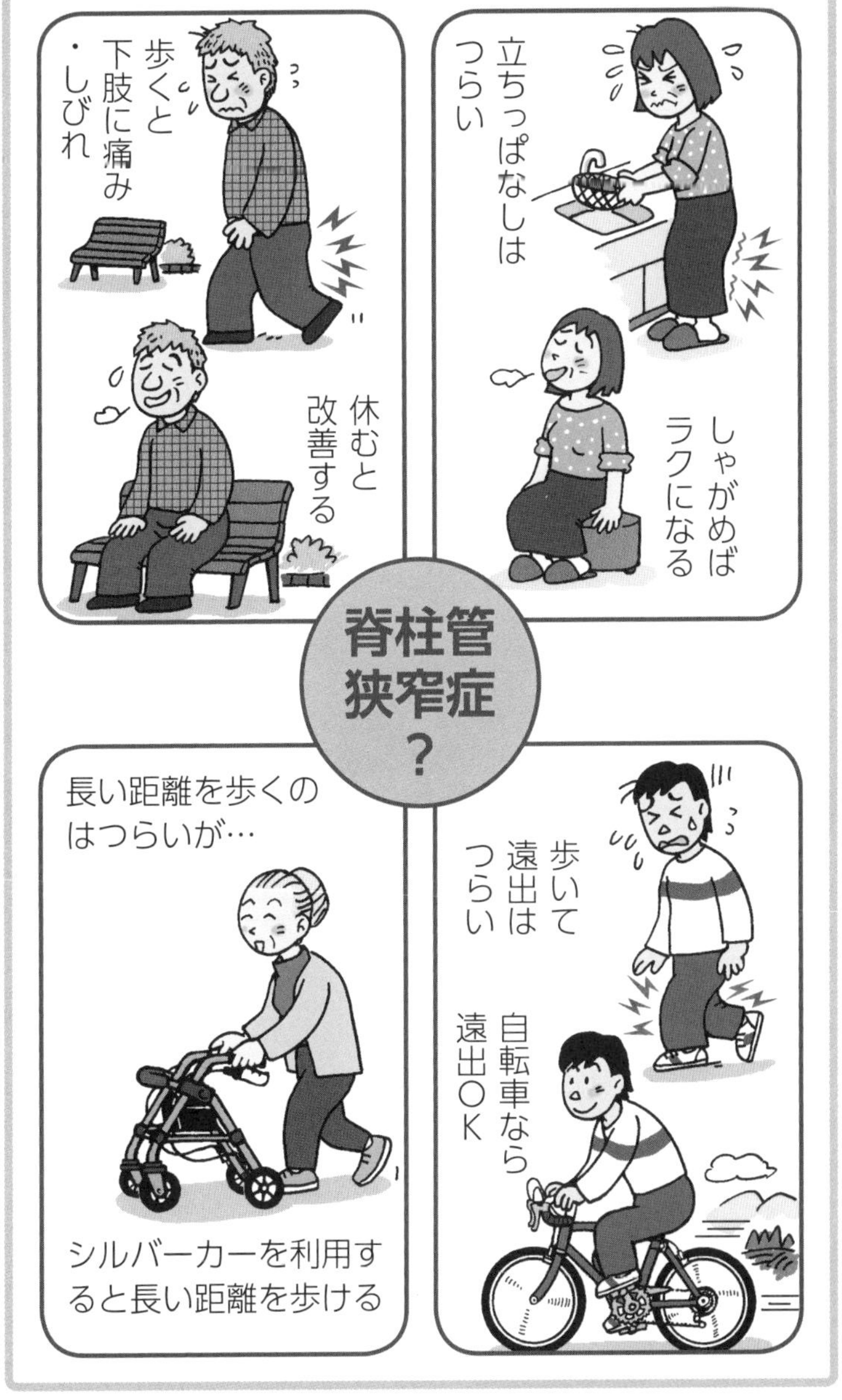
歩くと下肢に痛み・しびれ
休むと改善する
立ちっぱなしはつらい
しゃがめばラクになる
脊柱管狭窄症？
長い距離を歩くのはつらいが…
シルバーカーを利用すると長い距離を歩ける
歩いて遠出はつらい
自転車なら遠出ＯＫ

加齢や労働などが原因で発症する

骨や筋肉の老化などによって脊柱管が狭くなる

脊柱管狭窄症《せきちゅうかんきょうさくしょう》は、**高齢者に多い病気**です。骨・椎間板《ついかんばん》・黄色靭帯《おうしょくじんたい》などに囲まれた脊柱管は、年齢を重ねるにつれて老化・変形します。そして、膨隆《ぼうりゅう》した椎間板や肥厚《ひこう》した黄色靭帯に押されて脊柱管は徐々に狭くなり、その中を通る神経は圧迫されて痛みやしびれなどの症状を発するようになります。

脊柱管の狭窄は、外見から判断するのは困難ですが、**女性なら50歳以降、男性なら60歳以降の姿勢の変化**からうかがい知ることができます。姿勢は、老化による骨の変形や筋肉の緊張・萎縮《いしゅく》などから少しずつバランスが崩れ、直立時・歩行時・運動時でそれ以前と明らかに変わります。**頸部《けいぶ》が前に傾きあごが突き出る、背中が丸くなる、上体が反り腹部が前に突き出る、腰が曲がる**など、年齢による変化がみられるようになります。

そして、姿勢の変化が顕著になる同時期に脊柱管も変性して神経や血管が圧迫されるようになり、脊柱管狭窄症を発症するようになるのです。なかでも、**動きが激しいスポーツ選手、重労働の多い農業や建設業などに長年携わってきた人**に多くみられます。

脊柱管狭窄症を発症しやすい人

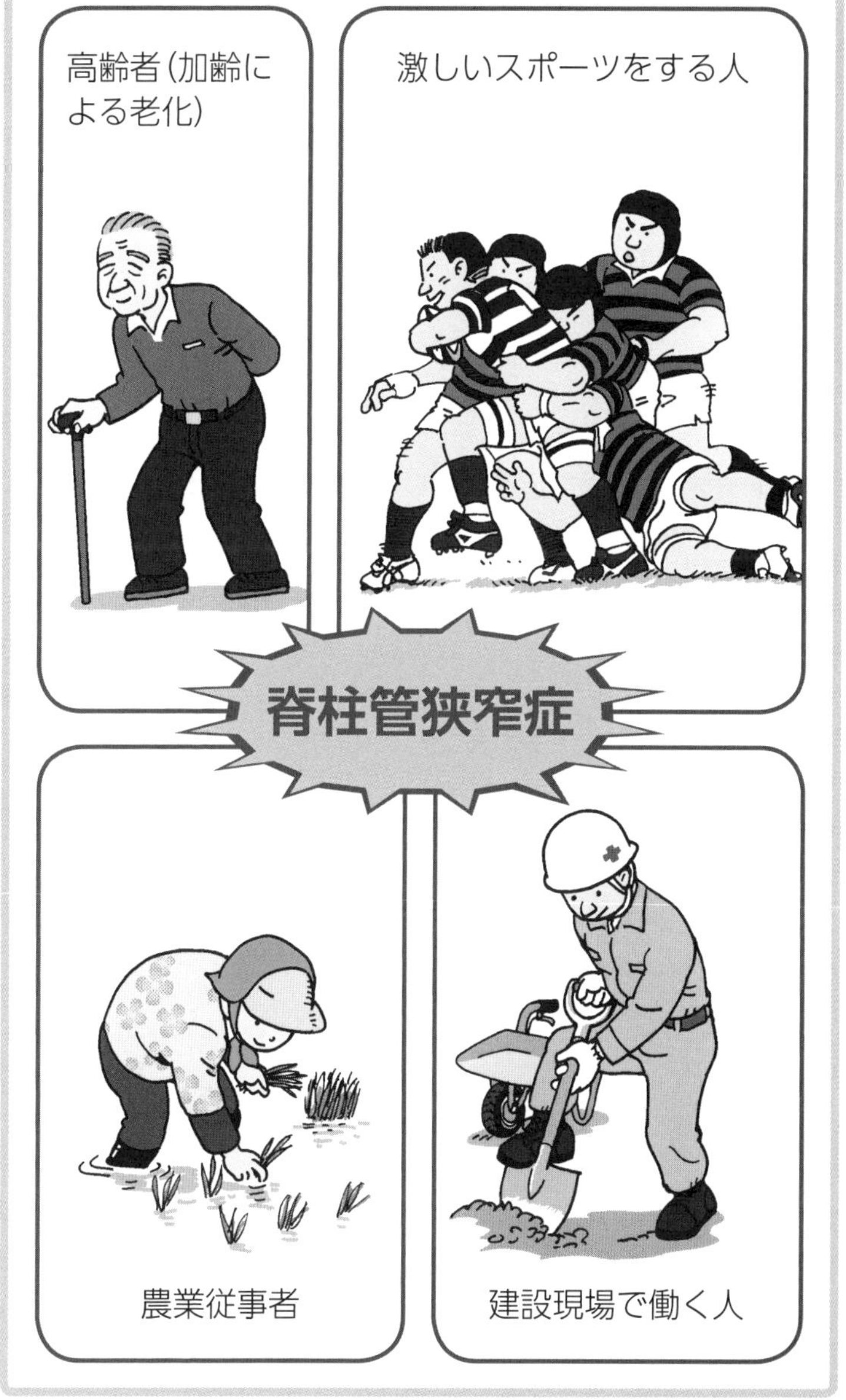
高齢者(加齢による老化)
激しいスポーツをする人
脊柱管狭窄症
農業従事者
建設現場で働く人

脊柱管狭窄症はこんな治療を行う

保存的治療が基本。改善がみられないときは手術を行う

脊柱管狭窄症《せきちゅうかんきょうさくしょう》の治療法には、手術をせずに回復を目指す**保存療法**と**手術療法**があります。どちらを選択するかは、病気の進行状態によって異なります。

痛みやしびれなどの症状や脊柱管の狭窄が中期の段階では、主として保存療法を行います。療法としては、生活行動などからくる悪い姿勢や運動機能を改善する**理学療法（リハビリテーション）**、姿勢や体のクセを是正する**コルセットの使用**、しびれや痛みが生じる場合は消炎鎮痛薬《しょうえんちんつうやく》や脊髄神経《せきずいしんけい》の血行をよくする**血流改善薬を用いた薬物療法**、さらに強い痛みの場合は**痛みを感じる部分の神経を遮断する神経ブロック**を行って神経や血管を開放します。同時に、日常生活での正しい姿勢、歩行、運動などの指導も欠かせません。

しかし、なかなか症状が改善せず、間欠性跛行《かんけつせいはこう》が日ごとに進行して**日常生活に支障をきたすような場合、あるいは両足に症状がみられるような場合は、手術を検討**します。最近では内視鏡による低侵襲《ていしんしゅう》の手術が主体で、経皮的内視鏡下脊柱管拡大術（ＰＥＬ）や脊椎内視鏡下脊柱管拡大術（ＭＥＬ）がよく行われます（第2章を参照）。

脊柱管狭窄症の治療法

保存療法

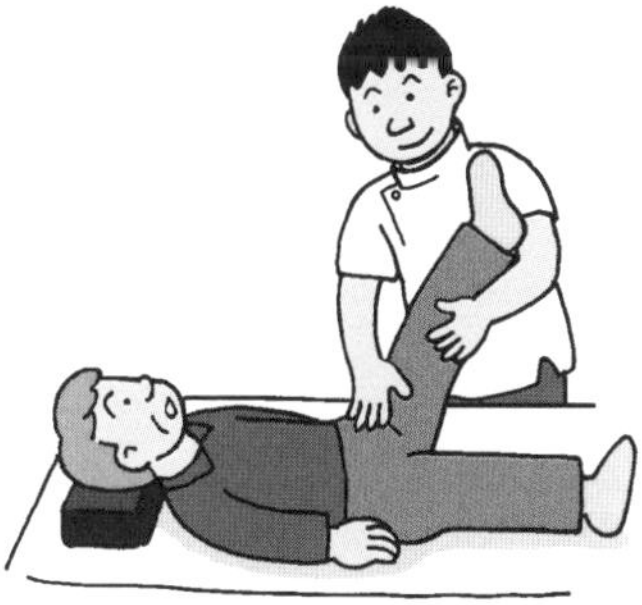

理学療法

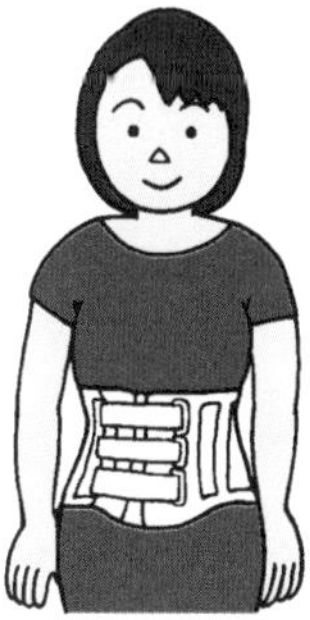

コルセットの使用

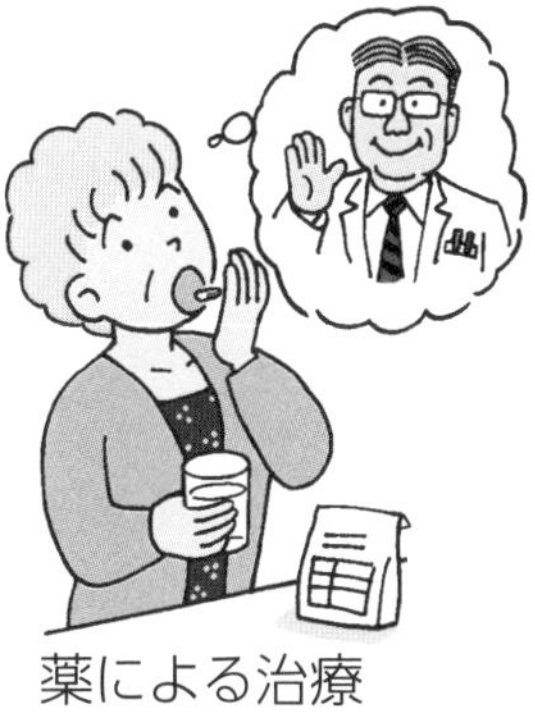

薬による治療

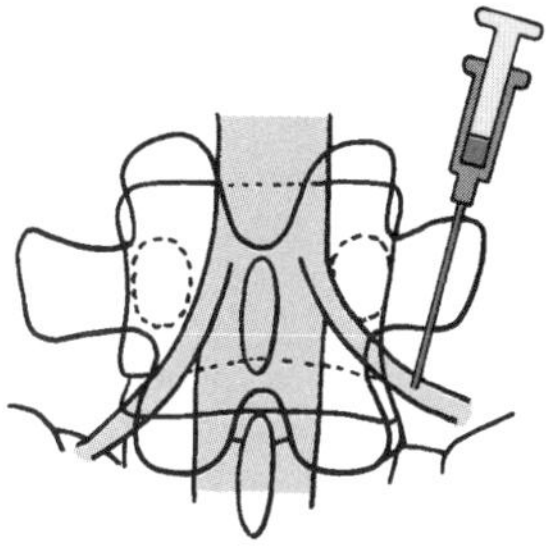

神経ブロック

⇩ 改善しない場合

手術による治療

脊柱管狭窄症は予防することができる

正しい姿勢を保って症状の悪化を防ぐ

脊柱管狭窄症《せきちゅうかんきょうさくしょう》は、日常生活を改めることによって悪化・再発を予防することができます。その場合に大切なのは、**ふだんの姿勢**です。猫背だったり、上半身が反ったり、背筋が曲がったりしてバランスを欠いた姿勢は、正しく修復して保持することが大切です。

正しい姿勢は、背部を壁につけて立ったとき、**耳たぶ－肩の峰－大腿部《だいたいぶ》の付け根（大転《だいてん》子《し》）－膝関節－くるぶしが一直線**になります。全身を鏡に映して姿勢をチェックしましょう。その場で腰骨を立て、背筋を伸ばして正しい姿勢をとることを繰り返し、体がこの姿勢を記憶するように心がけます。

また、短時間の歩行でどっと疲れが出たり、痛みやしびれを感じたりするようになったら、無理をしないで、杖をつく、シルバーカーを押すなど**補助器具を利用**しましょう。やや前かがみの姿勢は、脊柱管が緩むので、痛みやしびれがやわらぎます。

遠くまで行きたいときは、自転車を使うのもよい方法です。適度な運動になり、背筋の緊張が解け神経の圧迫を緩めるので、痛みの軽減に役立ちます。

正しい姿勢と痛みを和らげる工夫

正しい姿勢 バランスがとれた姿勢

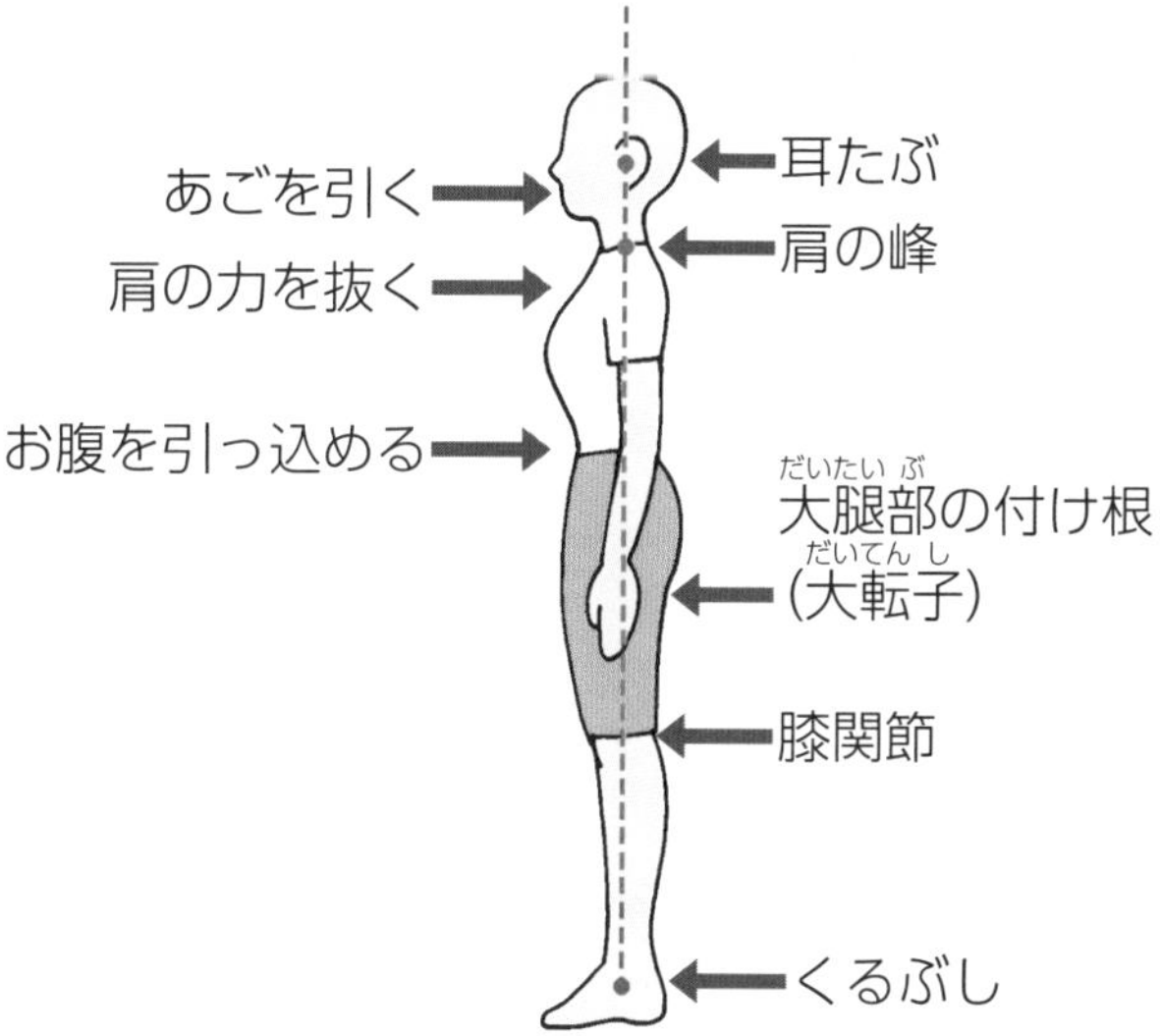

移動するとき やや前かがみの姿勢

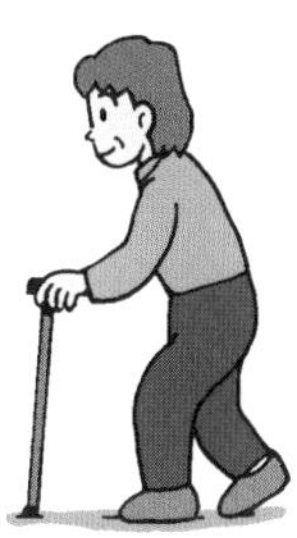
杖をつく。

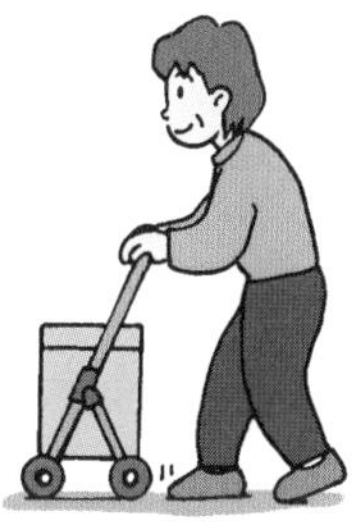
シルバーカーを使う。

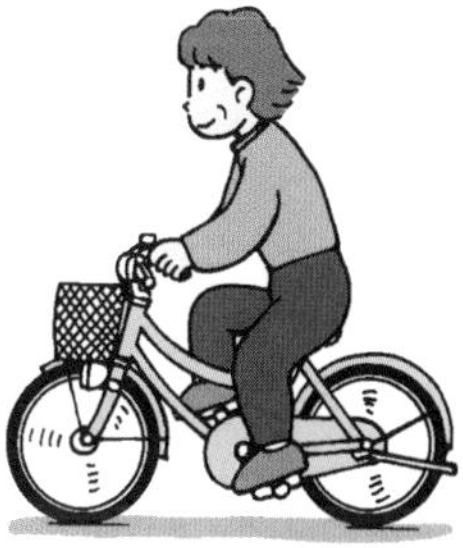
自転車を利用する。

脊柱管狭窄症・椎間板ヘルニアQ&A❶

Q 脊《せき》柱《ちゅう》管《かん》狭《きょう》窄《さく》症《しょう》は放っておいても治りますか？

A 脊柱管が狭くなるのは、骨や靭《じん》帯《たい》が肥厚することによって起こります。放っておいても状態がよくなることはないですし、時間が経過すればそれだけ狭窄が進む可能性が高くなります。ただし、痛みの程度は脊柱管の狭窄とは一致しません。投薬などの保存療法を長期間行うことで、症状が改善するケースもあります。根治を目指す場合は、狭窄した脊柱管を広げる手術を行う必要があります。

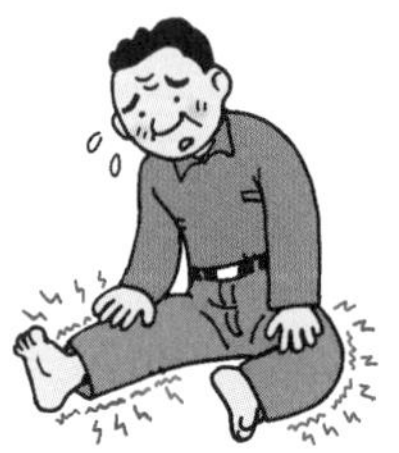

脊柱管狭窄症・椎間板ヘルニアQ&A❷

Q 脊柱管狭窄症で手術を受けるのはどのような場合ですか？

A 足の痛みなどで長く歩けない、またはほとんど歩けないなど日常生活に支障をきたすような状態が続き、保存療法だけでは改善が見込めない場合に手術を行うことが多くなります。また、排尿障害または排便障害を起こしたときや、進行する筋力低下を起こしたときは手術が必要です。

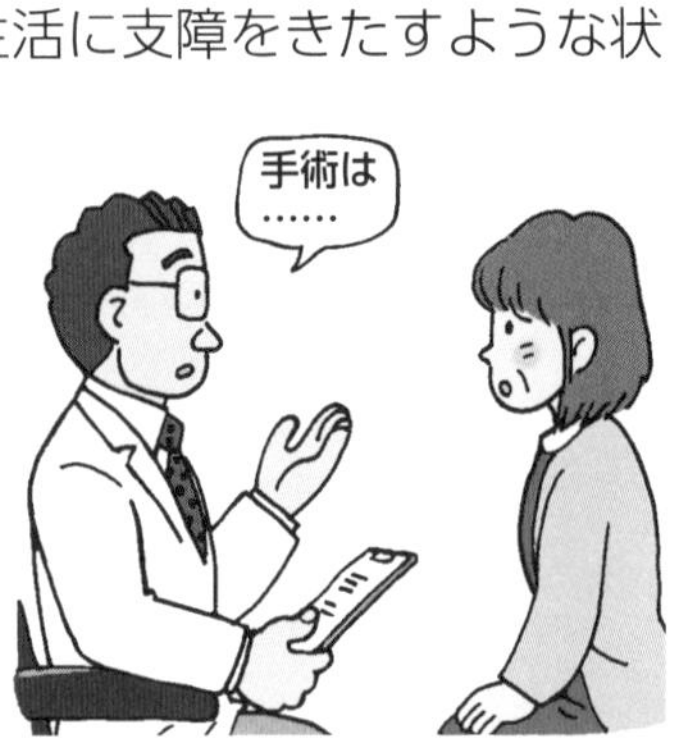

脊柱管狭窄症・椎間板ヘルニアQ&A❸

Q 手術以外の治療には どのようなものがありますか？

A 手術以外の保存療法には、次のようなものがあります。

●安静・薬物療法（消炎鎮痛薬《しょうえんちんつうやく》、血流の改善薬）
●物理療法（腰部固定帯、フレクションブレース）
●ブロック療法（硬膜外《こうまくがい》ブロック、神経根《しんけいこん》ブロック）
●運動療法（ストレッチ、腹筋・背筋の強化）

そのほか、自転車で移動する、シルバーカーなどを使って前かがみの姿勢で歩行するなど、日常生活を見直すことも有用です。

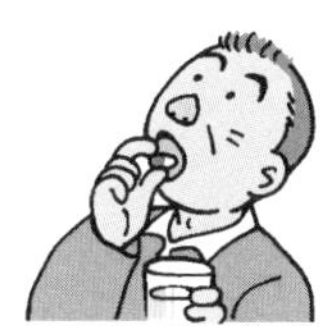

脊柱管狭窄症・椎間板ヘルニアQ&A❹

Q 脊柱管狭窄症の手術は どのようなものですか？

A 手術の種類は、除圧と固定に分けられます。除圧は、脊柱管を狭くしている骨や靭帯、椎間板《ついかんばん》を削り脊柱管を広げるもので、いくつかの方法があります。固定は、背骨が不安定な場合や、大きなズレがある場合に行います。骨を削り神経周囲を広げて、チタン製の金属などで骨を固定します。

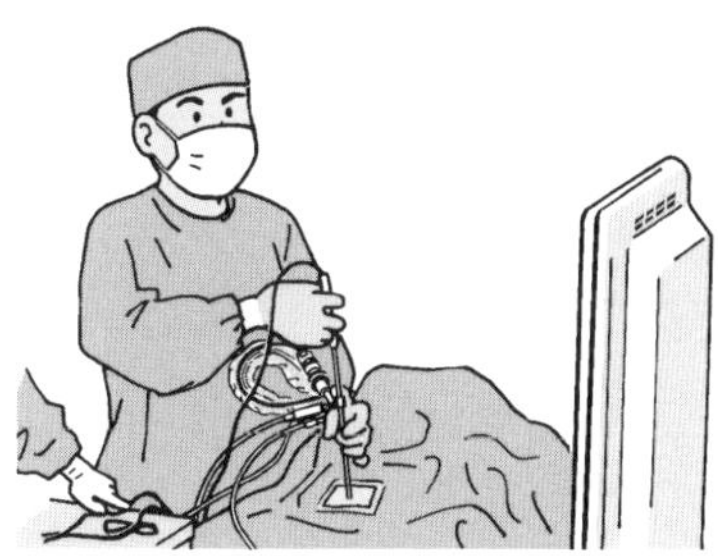

脊柱管狭窄症・椎間板ヘルニアQ&A⑤

Q 脊《せき》柱《ちゅう》管《かん》狭《きょう》窄《さく》症《しょう》は圧迫骨折と関連がありますか？

A 圧迫骨折は、骨の強度が低下してつぶれ、骨折状態になるものです。一度骨折すると骨折箇所の上下の骨にも連鎖して、次々に骨折を起こします。やがて背骨が変形して、背中は丸くなり、心肺機能にまで影響を及ぼすようになりますが、このころには背骨の変形により脊柱管狭窄症を併発して、足腰の痛みやしびれを訴えるようになる方もいます。圧迫骨折は、早期に薬物療法や装具療法など保存療法による適切な治療を行えば骨折を食い止めることができ、骨折後変形に伴う脊柱管狭窄も予防できます。

脊柱管狭窄症・椎間板ヘルニアQ&A⑥

Q 骨《こつ》粗《そ》鬆症《しょうしょう》は脊柱管狭窄を起こしやすいですか？

A 骨粗鬆症は、女性ホルモンの分泌量の低下、運動不足、飲酒や喫煙などにより骨の密度が低下し、骨は大根にスが入ったようにスカスカになる状態です。高齢者の骨折の多くは骨粗鬆症が原因で起こり、脊柱管狭窄症発症の要因となることがわかっています。50歳を過ぎたら年に一度は骨密度を測定し、骨粗鬆症を予防しましょう。

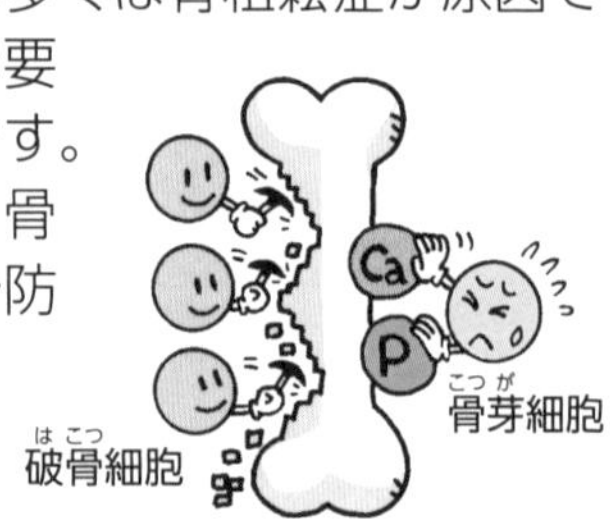

脊柱管狭窄症・椎間板ヘルニアQ&A⑦

Q 腰《よう》椎《つい》椎《つい》間《かん》板《ばん》ヘルニアはどのような病気ですか？

A ヘルニアは、体内のある臓器が本来あるべき位置から脱出してしまった状態をいい、これが背骨のクッションの役割を果たす椎間板に起こったものが椎間板ヘルニアです。椎間板内の髄《ずい》核《かく》というゲル状の組織が外にとび出してしまった状態になり、これが腰椎で起こると腰椎椎間板ヘルニアになります。症状として、腰痛、下半身の痛みやしびれ、足がうまく動かせない運動麻《ま》痺《ひ》、感覚が鈍くなる感覚麻痺などが起こります。

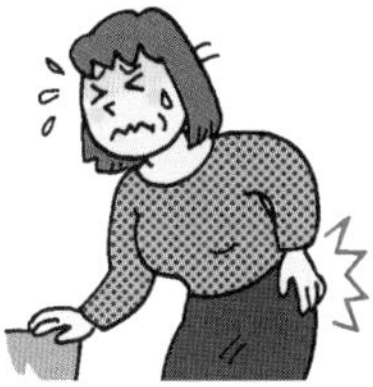

脊柱管狭窄症・椎間板ヘルニアQ&A⑧

Q 腰椎椎間板ヘルニアはどのような原因で起こるのですか？

A 腰椎椎間板ヘルニアは、多くの場合、日常生活で椎間板に負担をかけ続けることによって発症します。たとえば、長時間車を運転する、中腰で作業する、重い物を持つなど、腰に負荷をかける生活を送っている人ほど、椎間板ヘルニアをはじめとする腰痛疾患になりやすいといえるでしょう。とくに男性では、職業ドライバーや金属・機械関連業務の人が腰椎椎間板ヘルニアになりやすいといわれています。また、喫煙や遺伝なども腰椎椎間板ヘルニアの発症に影響があるといわれています。

脊柱管狭窄症・椎間板ヘルニアQ＆A⑨

Q 腰《よう》椎《つい》椎《つい》間《かん》板《ばん》ヘルニアがよく起こる部位はどこですか？

A 腰の骨である腰椎は第１から第５まで存在しますが、腰椎椎間板ヘルニアのほとんどは第４腰椎と第五腰椎の間か、第５腰椎と仙骨《せんこつ》の間に発症します。このあたりが、構造上、最も負担がかかりやすいからです。ヘルニアは複数の部位に発生することもありますが、同時に症状が出ることはまれです。症状がある部位を特定して治療することが重要となります。腰椎椎間板ヘルニアは腰への負担の積み重ねによって発症するため、活動量の多い20歳代〜40歳代、次いで10歳代と50歳代の男性に多くみられます。

脊柱管狭窄症・椎間板ヘルニアQ＆A⑩

Q 腰椎椎間板ヘルニアは安静にしていれば改善しますか？

A 発症直後の急性期は、痛みの程度に応じて安静にするのはよいことですが、病気が治るわけではありません。腰椎椎間板ヘルニアはその程度や症状によって、早期に手術が必要な場合もあります。安易な自己診断をせず、専門医に相談するのがよいでしょう。ヘルニアは比較的予後のよい病気です。適切な治療をすれば、早く通常の生活に戻ることができます。

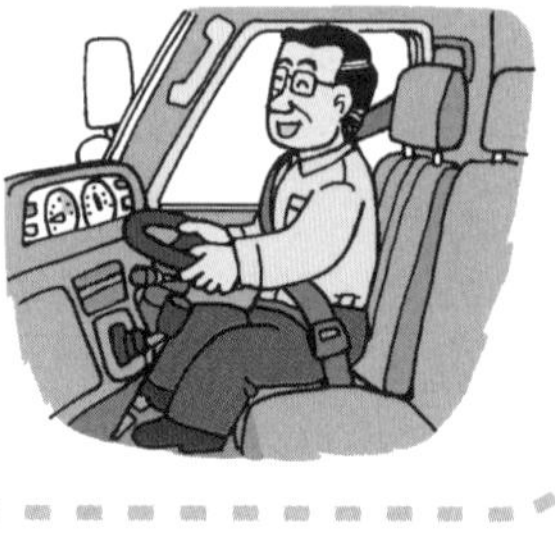

第1章

脊柱管狭窄症はこのように起こる

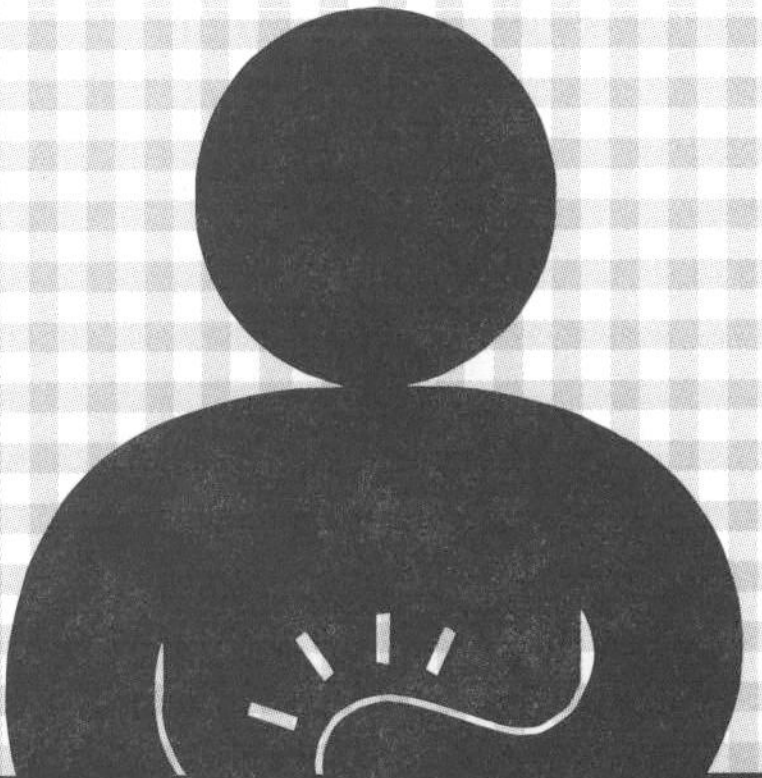

人の体は脊柱によって支えられている

脊柱は背骨のことで、頸椎・胸椎・腰椎に仙骨と尾骨がつながる

私たちが立って歩く、また自由に体を動かすことができるのは、脊柱《せきちゅう》（背骨）が体を支えているからです。その脊柱の構造をみていきましょう。

脊柱は、24個の椎骨《ついこつ》が積み重なっています。**頸椎《けいつい》には7個、胸椎《きょうつい》には12個、腰椎《ようつい》には5個の椎骨**があり、その先に**仙骨《せんこつ》・尾骨《びこつ》**がつながっています。

椎骨が重なった脊柱は、緩やかな**生理的弯曲《わんきょく》といわれるS状のカーブ**を描き、頸部では約15度、腰椎5番と仙骨との間で約30度の傾斜がみられます。これは人間特有の脊柱の構造で、直立して二足歩行をするようになって発達したものです。頭や上半身の重みを支えるだけでなく、頸椎や腰椎が前にすべろうとする力・それを押し止めようとする力をコントロールするため、頸部や腰部に大きな負荷がかかります。肩や足腰の痛みは二足歩行する人間の宿命といわれますが、このような脊柱の構造からも理解できるでしょう。

また、椎骨と椎骨の間には**椎間板《ついかんばん》**があり、**日々の身体活動で受ける衝撃をやわらげるクッションの働き**をしています。

脊柱の構造

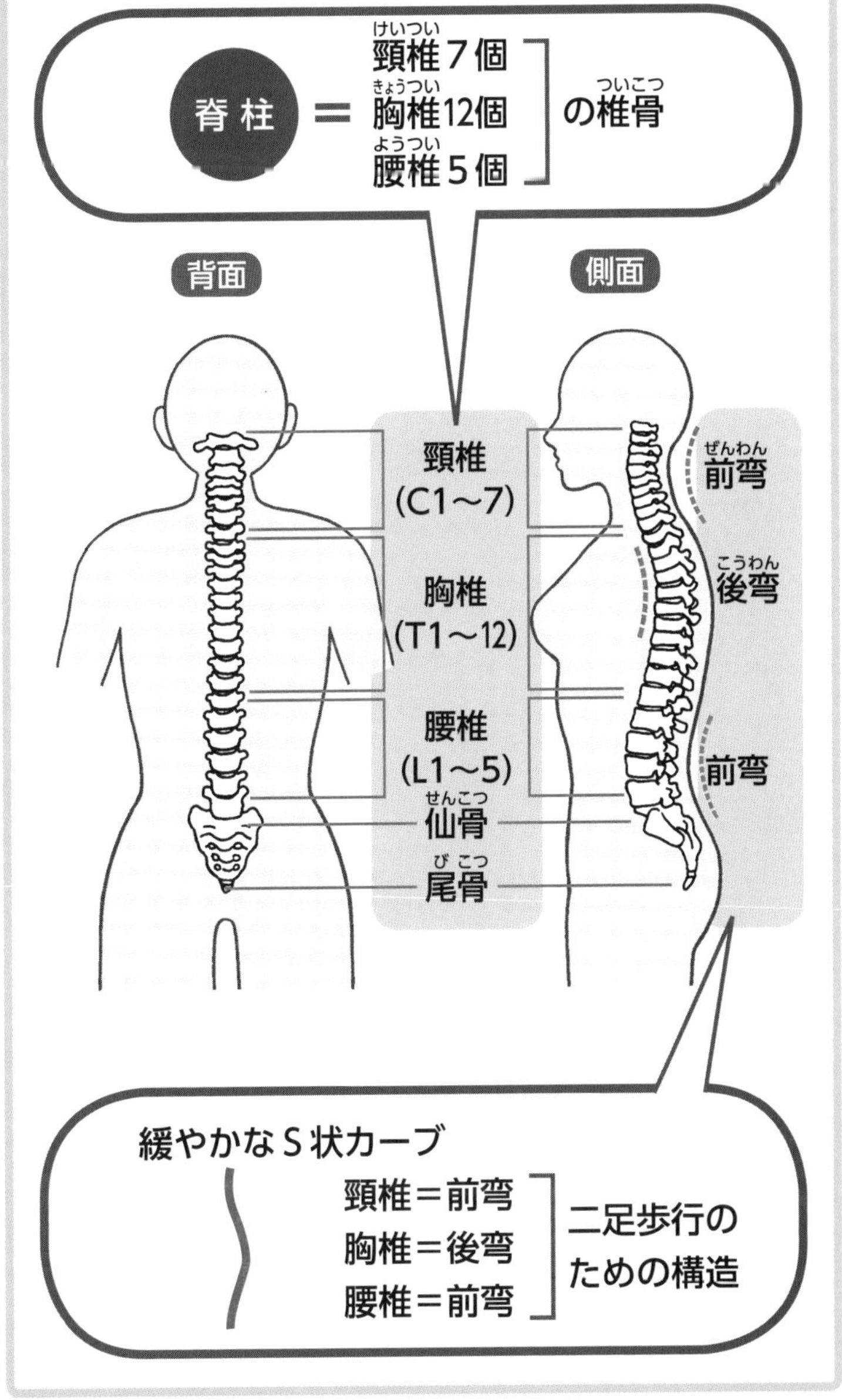

脊柱
＝
頸椎《けいつい》7個
胸椎《きょうつい》12個
腰椎《ようつい》5個
の椎骨《ついこつ》
背面
側面
頸椎
(C1〜7)
胸椎
(T1〜12)
腰椎
(L1〜5)
仙骨《せんこつ》
尾骨《びこつ》
前弯《ぜんわん》
後弯《こうわん》
前弯
緩やかなS状カーブ
頸椎＝前弯
胸椎＝後弯
腰椎＝前弯
二足歩行のための構造

脊柱には3つの役割がある

体を支え、運動をつかさどり、脊髄や神経を保護する

頸椎《けいつい》・胸椎《きょうつい》・腰椎《ようつい》で構成される脊柱《せきちゅう》（背骨）の役割をみていきましょう。

一つ目が、**中央で体をしっかり支える「体の支持」**です。脊柱は、椎骨《ついこつ》と椎骨が重なり合って緩やかなS状を描くことにより、重い頭を支えると同時に、転倒などによる衝撃から身をまもるなど、さまざまなことに対処できるのです。

二つ目は、**運動機能の安定を図る役割**です。私たちが自由に歩いたり、飛んだり、体を前後左右に曲げたりすることができるのも、つねに体のバランスを保って動きを支える脊柱のおかげです。

三つ目は、**脊髄《せきずい》や神経を保護する働き**です。脊柱にある脊柱管には多くの神経が集まる中枢神経《ちゅうすうしんけい》の脊髄が通っています。脊髄は脳からの指令を末梢《まっしょう》に伝え、末梢の情報を脳に伝える大切な働きを担っています。中枢神経は12対《つい》の脳神経と31対《つい》の脊髄神経を指し、中枢神経から全身に枝分かれする神経を末梢神経といいます。脊柱管と神経については、30〜33ページで詳しく解説します。

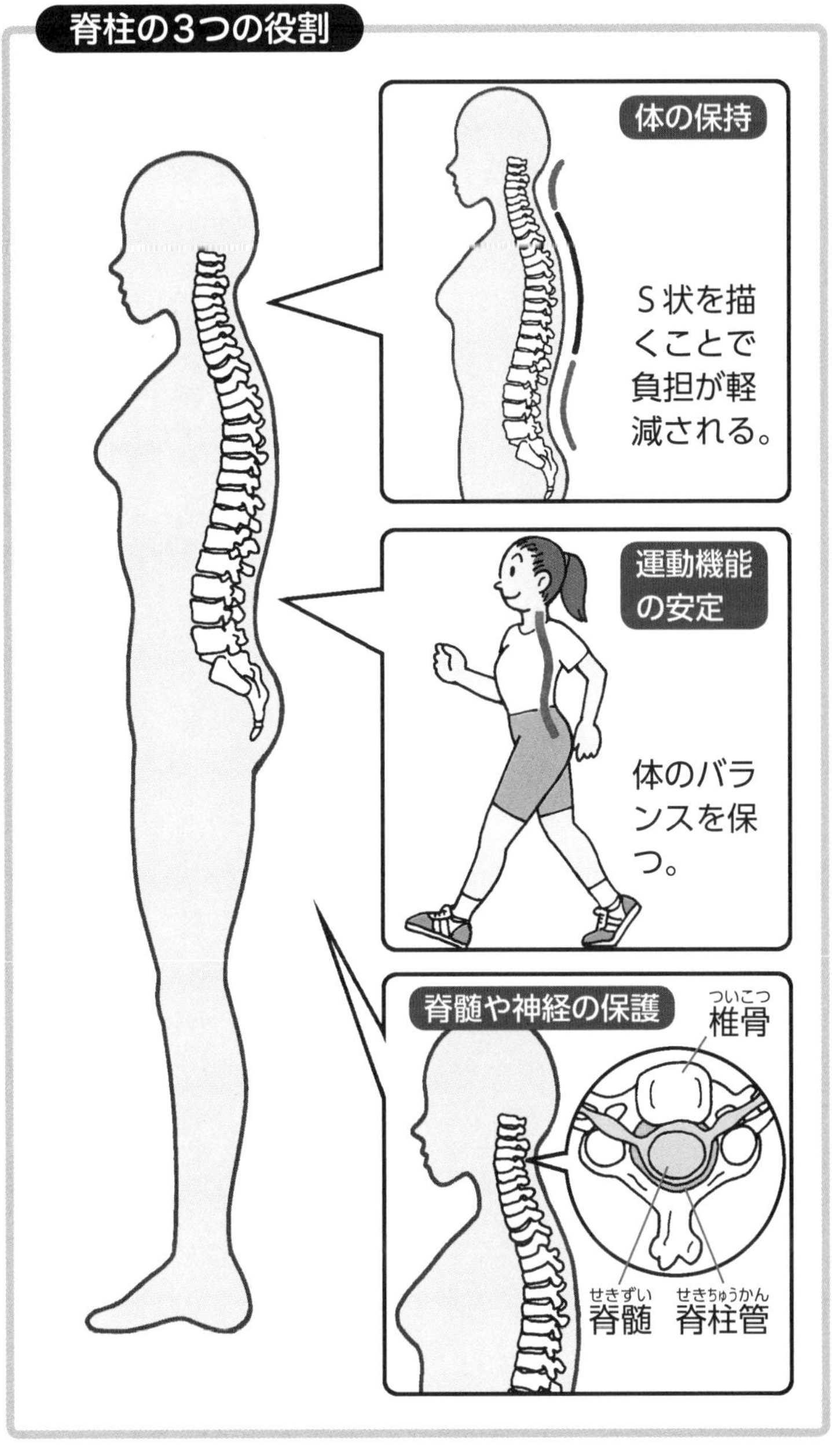
脊柱の3つの役割
体の保持
S状を描くことで負担が軽減される。
運動機能の安定
体のバランスを保つ。
脊髄や神経の保護
椎骨《ついこつ》
脊髄《せきずい》
脊柱管《せきちゅうかん》

脊柱管は髄液で満たされ脊髄を保護する

脊柱管は神経の通り道になっているトンネル状の器官

脊柱管は、**24個の椎骨《ついこつ》が連なってできたトンネル状の管**で、四肢や体幹を支配する脊髄《せきずい》をしっかりと保護しています。

椎骨は、腹側の前方が缶詰状の円筒形で、背側の後方は上下の椎骨と連結ができるように複数の突起が突き出た形をしています。前方部分を**椎体《ついたい》**、後方部分を**椎弓《ついきゅう》**といい、椎体と椎弓で囲まれた部分（**椎孔《ついこう》**）が脊柱管《せきちゅうかん》です。

脊柱管は丈夫な硬膜《こうまく》・半透明のくも膜・軟膜《なんまく》の3層の膜で覆われ、脳脊髄液《のうせきずいえき》で満たされています。**脊髄は真ん中を通る長さ40～45㎝、直径約1㎝の楕円形の器官**で、頸《けい》神経・胸《きょう》神経・腰《よう》神経・仙骨《せんこつ》神経・尾骨《びこつ》神経の5つに分かれ、末梢《まっしょう》神経に至ります。脊髄神経はその中の椎間孔《ついかんこう》（椎間の間の細い穴）を通って、脳からの指令を末梢に伝え、末梢の情報を脳に伝えています。

脊柱管の狭窄《きょうさく》により脊髄が障害されると、運動機能が失われて手足にしびれや麻痺《まひ》を生じたり、熱い・冷たいといった知覚機能が失われたりすることにもなります。

脊柱管の構造

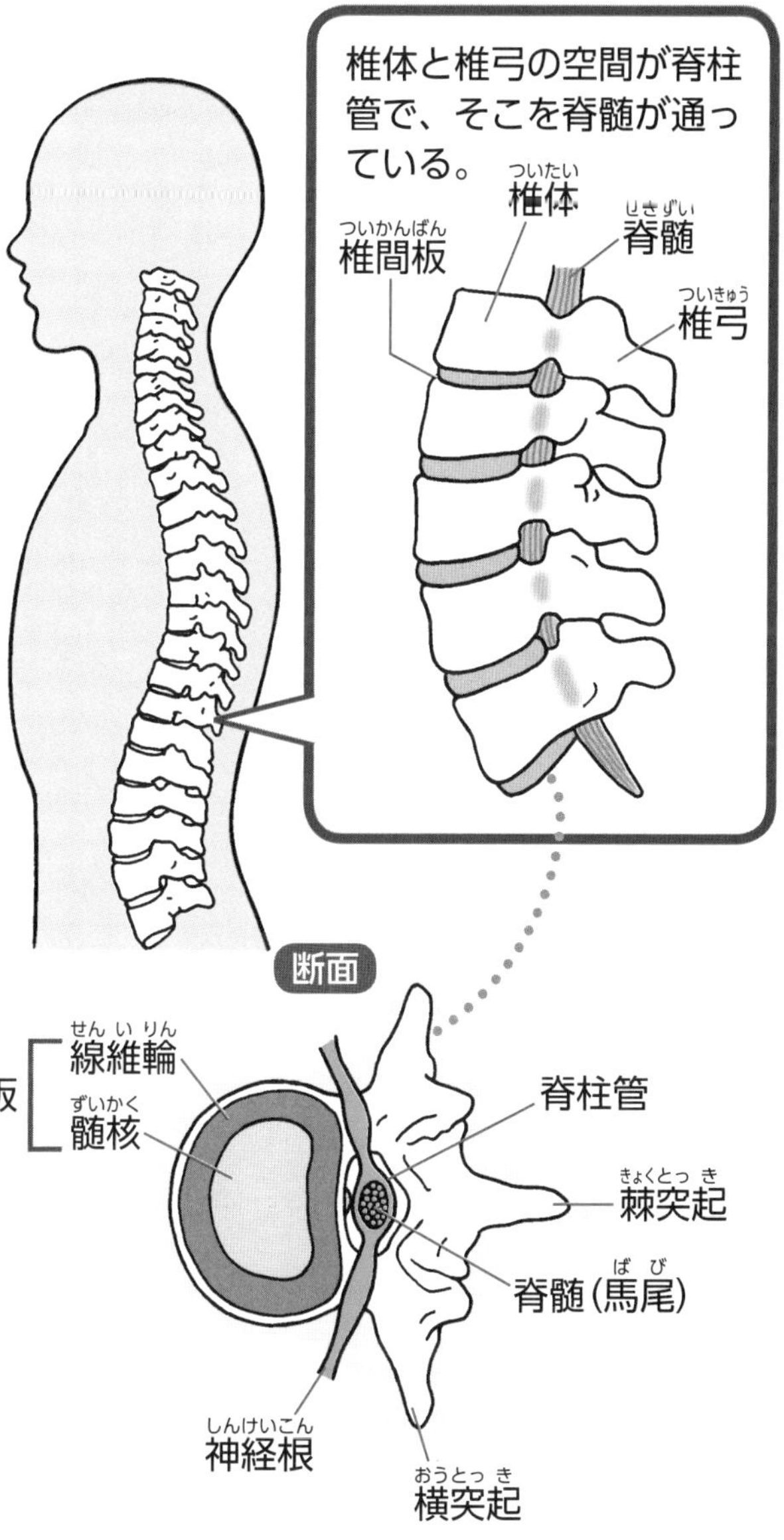
椎体と椎弓の空間が脊柱管で、そこを脊髄が通っている。
椎体《ついたい》
脊髄《せきずい》
椎間板《ついかんばん》
椎弓《ついきゅう》
断面
椎間板
線維輪《せんいりん》
髄核《ずいかく》
脊柱管
棘突起《きょくとっき》
脊髄（馬尾《ばび》）
神経根《しんけいこん》
横突起《おうとっき》

脊髄では2つの神経を中継している

脳に指令を送る「感覚神経」、脳からの指定を伝える「運動神経」がある

脊髄《せきずい》は脳から続く中枢神経《ちゅうすうしんけい》で、脊柱管《せきちゅうかん》によって保護されています。脊髄は、運動神経根《こん》と感覚神経根の2つの末梢神経《まっしょうしんけい》に枝分かれして、神経根を通して脊髄から全身に、全身から脊髄に信号を送ります。運動神経根は脊髄の腹側にあり（前根《ぜんこん》）、脊髄からの信号を神経根を通して筋肉に伝え、筋肉の収縮運動を起こします。一方、感覚神経根は脊髄の背側にあり（後根《こうこん》）、体の表面から伝わる触覚・圧覚・痛覚・温覚、姿勢（体勢）などの感覚信号を、神経根を通して脊髄に伝えます。

脊髄の中央部分には蝶のような形をした灰白質《かいはくしつ》があり、脊髄から出る信号と入る信号を中継しています。蝶の羽根のような部分は「角《かく》」と呼ばれ、**前角**には脳や脊髄からの信号を運動神経根を通して筋肉に伝える神経細胞が、**後角**には体の表面からの信号を感覚神経根を通して脊髄が受け止める神経細胞があります。

脳から出る信号と脳に入る信号は、それぞれ経路が異なります。たとえば、腕や足の位置に関する信号は「**後索《こうさく》**」という経路で脳に送られるしくみになっています。

中枢神経と末梢神経（運動神経・感覚神経）

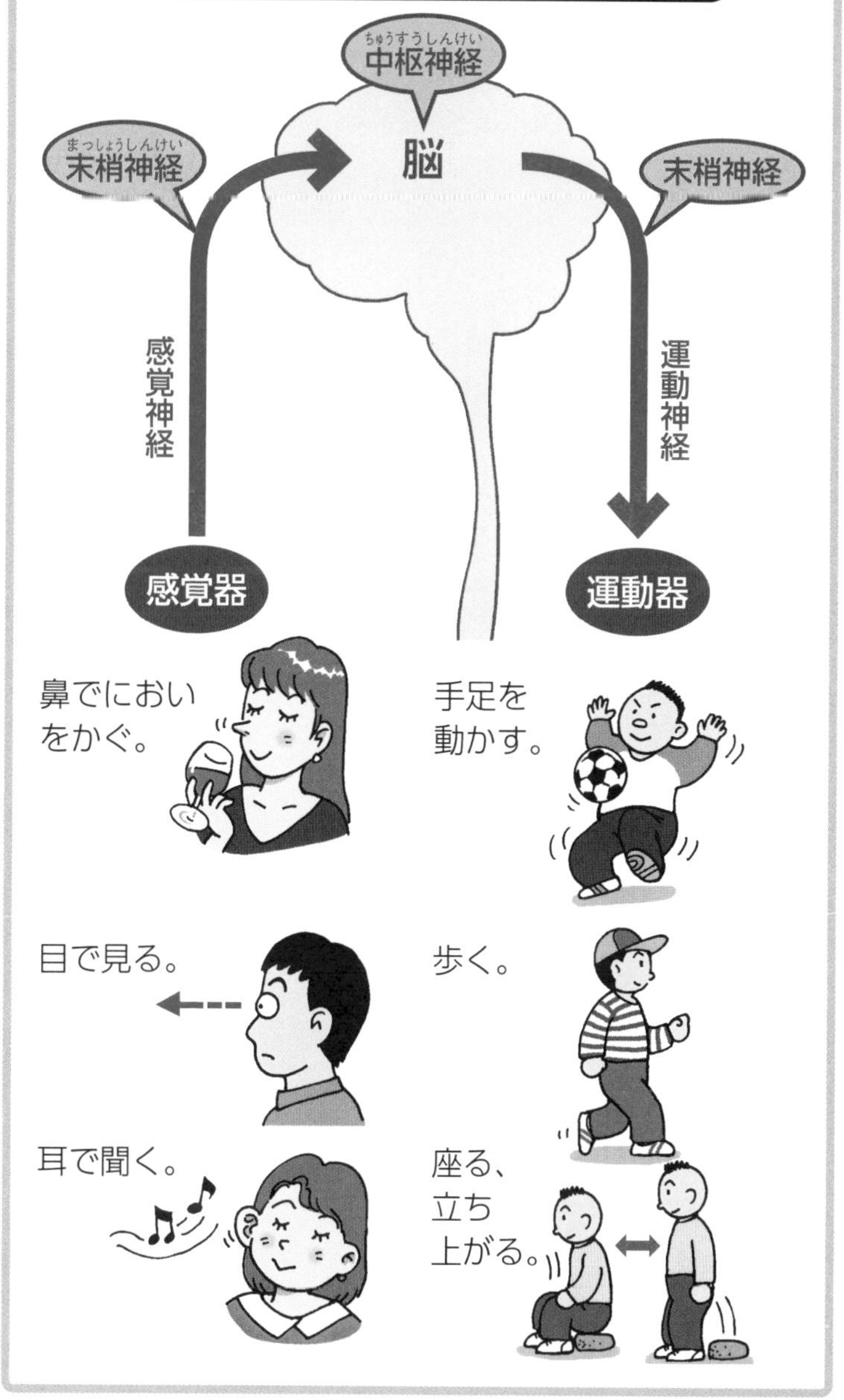

頸部と腰部に発症するケースがある

頸椎と腰椎に発症するケースがあるが、腰部脊柱管狭窄症が一般的

脊柱管狭窄症《せきちゅうかんきょうさくしょう》は狭窄の発症部位によって、**頸椎《けいつい》に生じる頸部脊柱管狭窄症と腰椎《ようつい》に生じる腰部脊柱管狭窄症**の２タイプに分かれます。患者数は腰部脊柱管狭窄症のほうが多いので、脊柱管狭窄症といえば腰部を指すことが多くなっています（本書でも、腰部脊柱管狭窄症について解説しています）。

頸部脊柱管狭窄症は高齢者、とくに男性に多く、症状としては、手のしびれや痛み、肩や首まわりの筋肉の頑固なこりなどがあります。原因は腰部脊柱管狭窄症と同じです。とくに、次のような症状が現れた場合は、できるだけ早く専門医を受診するようにしましょう。

- ボタンがとめにくいなど手先の細かい作業がしにくくなった
- 手指がしびれ、ハンコを押すのに手が震える、箸が持ちにくい
- 首や肩がこり、動かすと痛む

なお、数は少ないのですが、胸椎《きょうつい》に生じる胸部脊柱管狭窄症もあります。

頸部脊柱管狭窄症の症状

変性した椎間板や靭帯が脊髄を圧迫してしびれや痛みが出る。

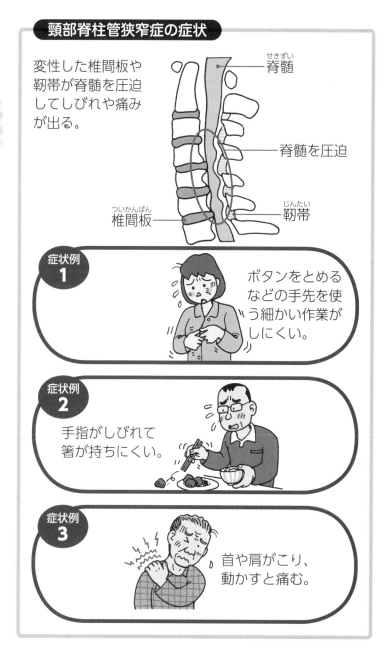

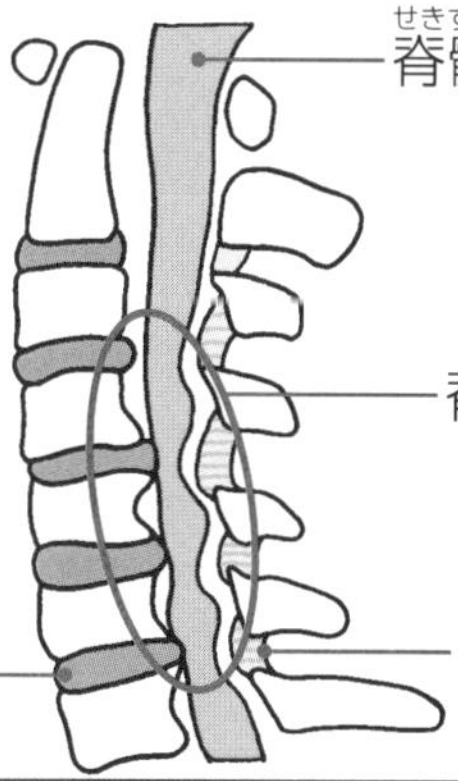

症状例1

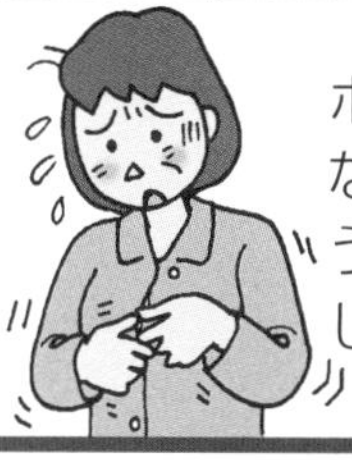

ボタンをとめるなどの手先を使う細かい作業がしにくい。

症状例2

手指がしびれて箸が持ちにくい。

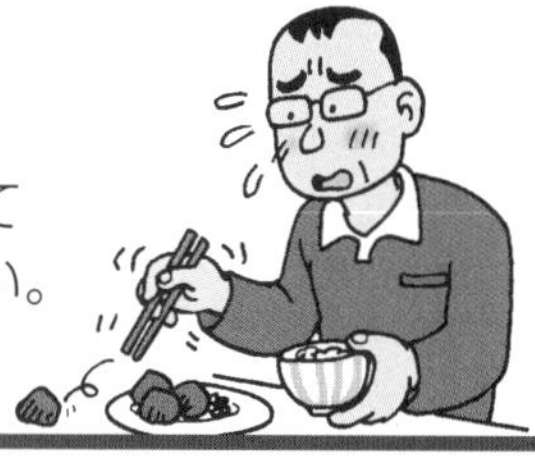

症状例3

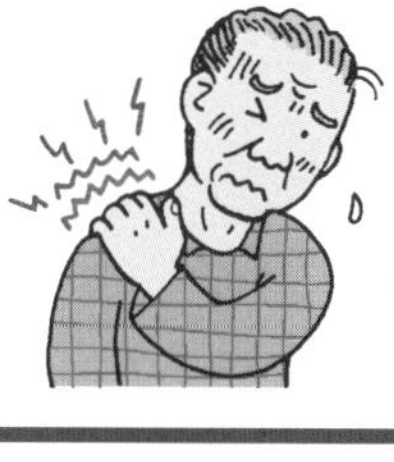

首や肩がこり、動かすと痛む。

脊柱管が狭くなる要因①加齢による老化

靭帯の肥厚、椎間板や背骨の変形・突出などで狭窄は進む

脊柱管《せきちゅうかん》は骨が成長するにしたがって狭くなりますが、年齢を重ねるとさまざまな要因からさらに狭くなります。その要因の一つが**黄色靭帯《おうしょくじんたい》の肥厚《ひこう》**です。

黄色靭帯は脊柱管の神経の後ろ側にあり、骨と骨をつないで背骨を安定させる働きをしています。ところが、靭帯周辺の筋肉が衰えてくると、黄色靭帯は不安定になった体のバランスを補おうとして、内部にカルシウムを沈着させて分厚くなり、脊柱管を狭めるようになります。

さらに、脊柱を構成している椎体《ついたい》と椎体の間にある椎間板《ついかんばん》や、背骨そのものが老化して変形・突出して、脊柱管の狭窄が進みます。

その結果、脊柱管内の神経は圧迫され、**腰部脊柱管狭窄症の場合はお尻から大腿部《だいたい》にかけて、頸部《けいぶ》脊柱管狭窄症の場合は手や肩・首に痛みやしびれ**が生じるようになります。加齢による生理的な変性はしかたがないことですが、脊柱管に狭窄があると、少し足を滑らせるという小さな衝撃でも狭窄を悪化させるので、とくに高齢者は注意が必要です。

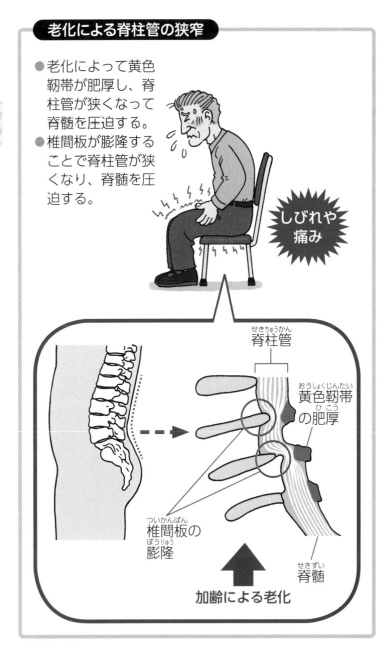

老化による脊柱管の狭窄

- 老化によって黄色靭帯が肥厚し、脊柱管が狭くなって脊髄を圧迫する。
- 椎間板が膨隆することで脊柱管が狭くなり、脊髄を圧迫する。

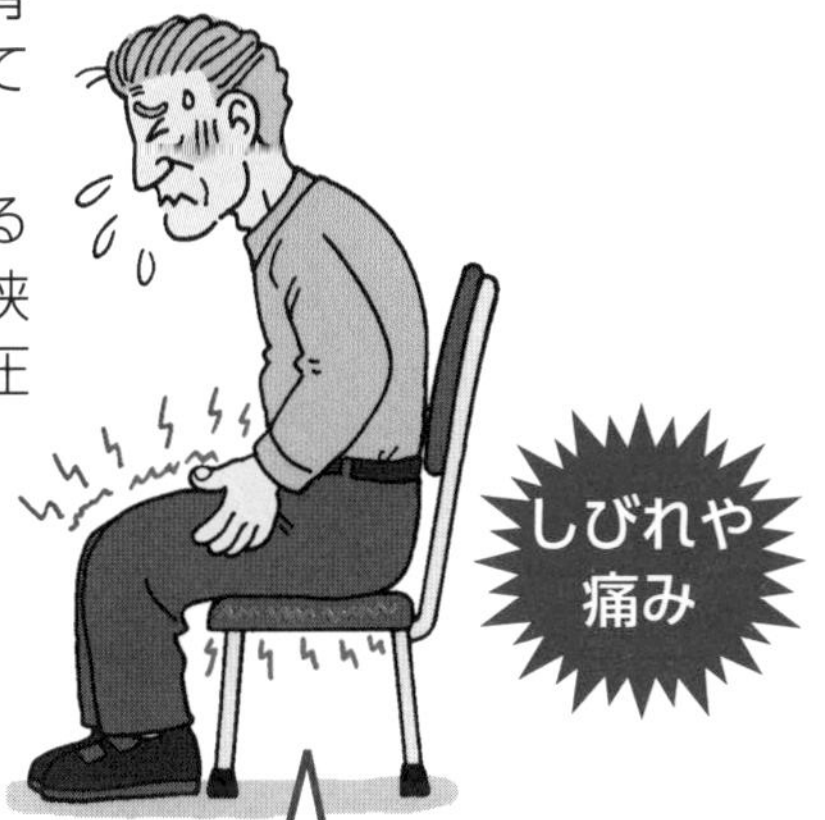

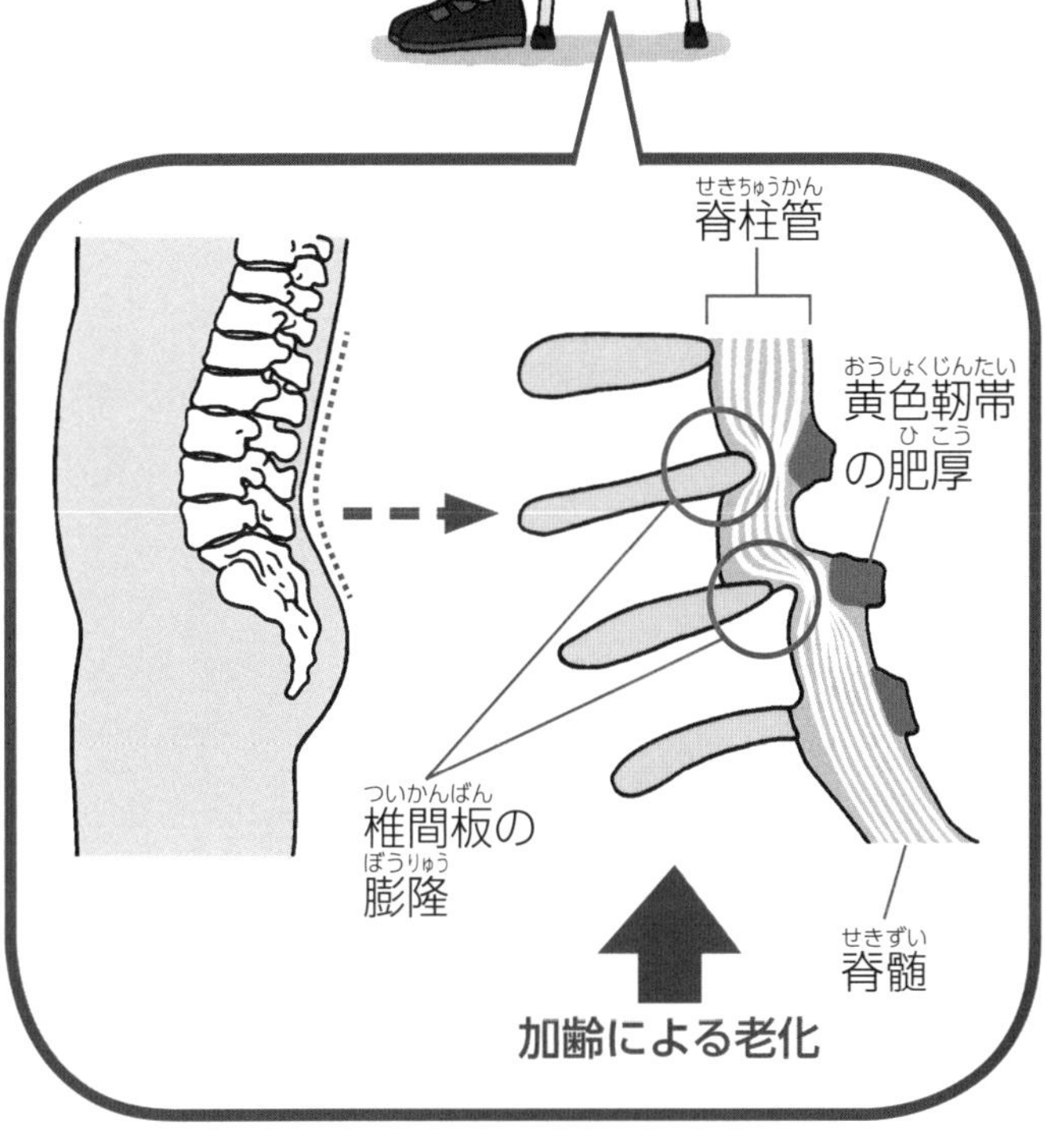

脊柱管が狭くなる要因②重労働や激しい運動

腰に負担がかかる作業は骨などが変性して神経を圧迫する

30代～40代に発症する場合の脊柱管狭窄症《せきちゅうかんきょうさくしょう》は、**同じような姿勢で長時間作業をする**人に多くみられます。長時間・長期間、腰を伸ばしたり身を縮めたりして作業する**農業や建築業などに従事している人**、前屈や回旋など激しい動きが求められる**スポーツ選手やスポーツ愛好家**は、骨や関節、靭帯《じんたい》や筋肉を痛めやすく、脊椎分離症《せきついぶんりしょう》や椎間板《ついかんばん》ヘルニアを伴って脊柱管狭窄症を発症しやすいといわれます。

これは、脊柱にとって負担が多い動作や運動を繰り返すことにより、脊柱の一部の椎骨《ついこつ》が変形したり損傷したりして、椎骨と椎骨の間にある椎間板や靭帯がとび出し、脊柱管を通る神経を圧迫するようになるからです。

日ごろから無理な姿勢、なかでも腰を伸ばすような姿勢は避け、**腰をかがめる姿勢**を心がけましょう。痛みがあるようなときは、作業や練習を中止してマッサージしたり、腰を温めたり、入浴したりして養生します。日ごろからラジオ体操のような習慣性のある軽い体操で足腰を慣らしておくとよいでしょう。

労働・運動による脊柱管の狭窄

- 同じ姿勢で長時間作業をすることで、椎間板の変性などが起こる。
- 激しい動きを繰り返すことで、骨や靭帯などの組織に異常が起こる。

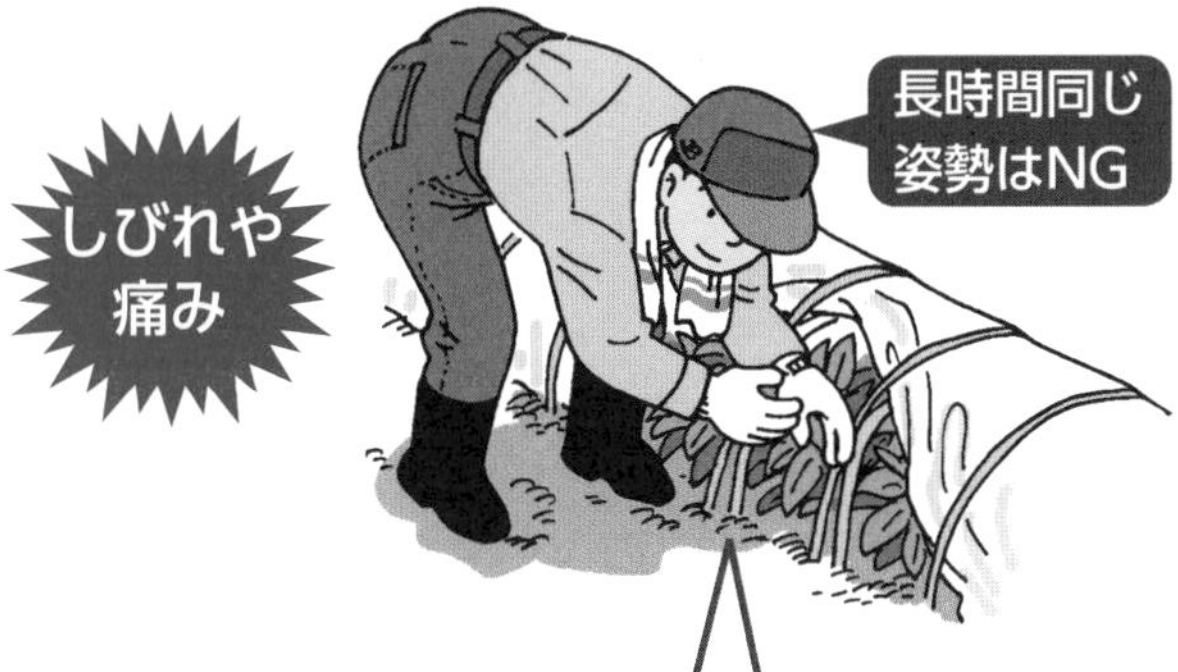

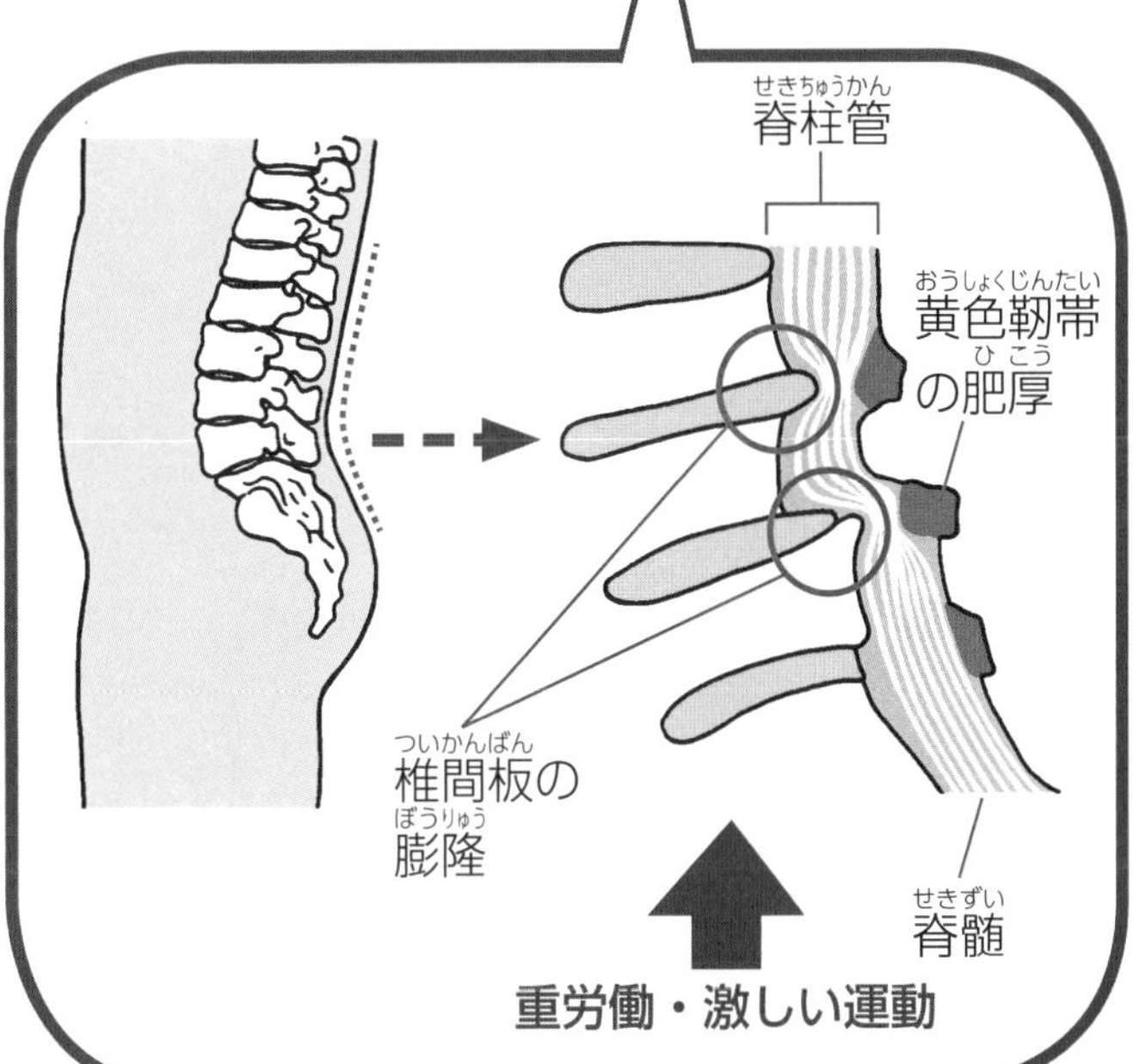

脊柱管狭窄症は3つのタイプに分類される

神経が圧迫される場所で馬尾型・神経根型・混合型に分類される

脊柱管狭窄症《せきちゅうかんきょうさくしょう》は、神経が圧迫される場所によって3つのタイプに分類され、それぞれ症状が異なります。

タイプ1　馬尾《ばび》型

脊柱管の真ん中を通る神経を馬尾神経といい、ここが圧迫されるタイプです。両足にしびれや痛みが出て、排尿・排便障害が起こる場合もあります。

タイプ2　神経根《しんけいこん》型

神経根は馬尾神経から外側に分かれた神経で、ここが圧迫されるタイプです。腰から下肢にかけて痛みやしびれが出ます。片側に起こることが多くなります。

タイプ3　混合型

馬尾型と神経根型の両方が同時に起こるタイプです。

どのタイプにも共通する症状が**間欠性跛行《かんけつせいはこう》**です。これは、歩き出してしばらくすると足に痛みやしびれが出て休むとまた歩けるようになる、脊柱管狭窄症の特徴的な症状です。

脊柱管狭窄症の3つのタイプ

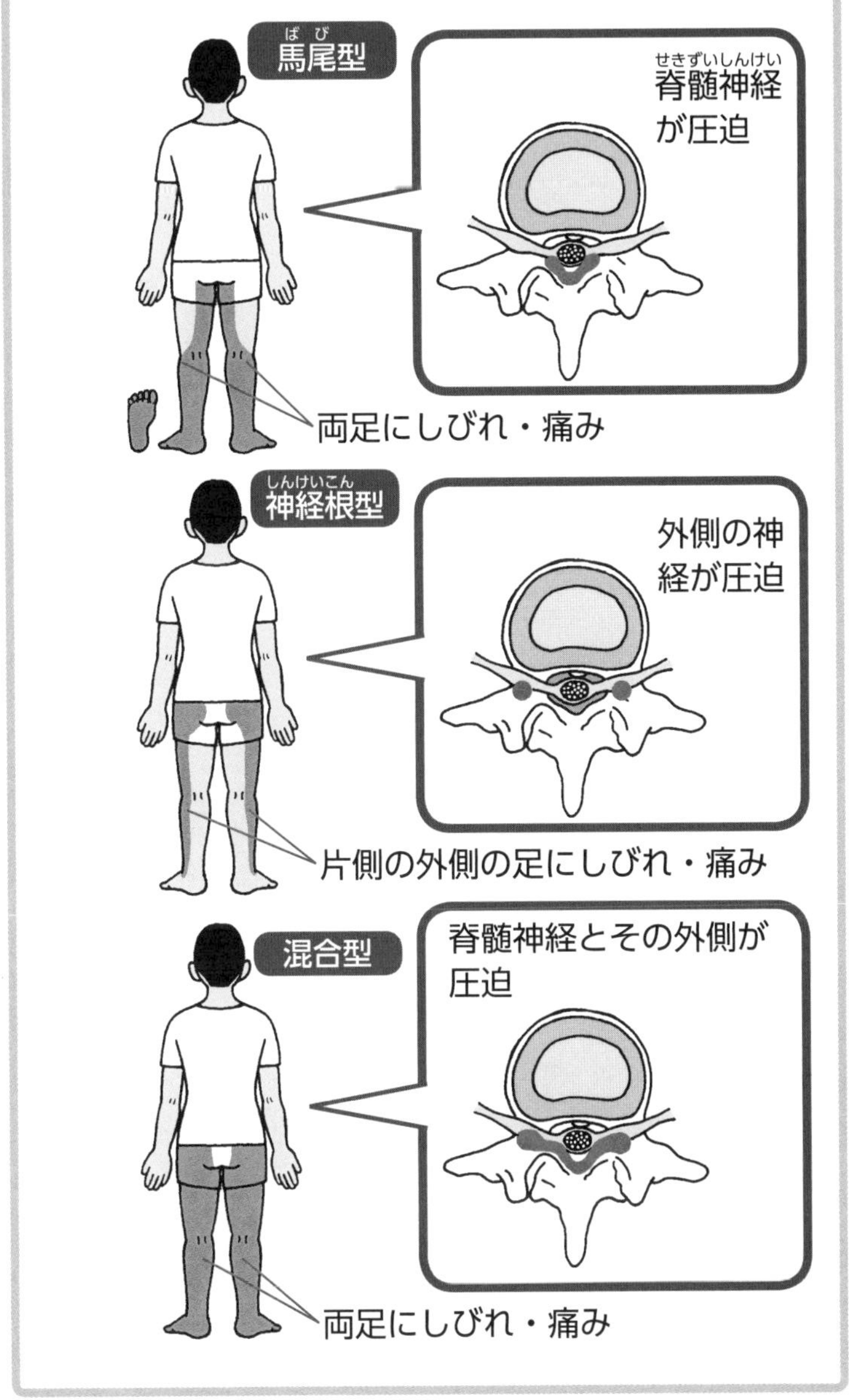

主な症状①歩くと下肢がしびれる

背筋を伸ばして立ったり歩いたりするときに症状が出る

高齢の患者さんが受診を考える最初の症状は、足腰の痛みです。足腰の痛みを主訴とする病気はたくさんありますが、脊柱管狭窄症《せきちゅうかんきょうさくしょう》の場合は、とくに**お尻の下の大腿部《だいたいぶ》につながる部分から下肢にかけて痛みます**。

実際に、脊柱管狭窄症の患者さんにうつ伏せの姿勢で膝を屈曲させるＦＮＳテスト（59ページ参照）や、膝を伸ばして上げるＳＬＲテスト（59ページ参照）などの理学的検査をしても、痛みはなく、いわゆる腰痛ではないことがわかります。

腰椎《ようつい》部分の脊柱管が狭くなるのが腰部脊柱管狭窄症で、**下肢の痛みやしびれが主な症状**です。下肢にしびれや痛みが出るのは、背筋を伸ばして立ったり歩いたりするときです。

その特徴は、「**立位・後屈位で増悪、前屈位で軽減**」です。つまり、つねに下肢にしびれや痛みがあるような持続的な痛みではなく、立ったり歩いたりするときに痛み、前かがみになったり横になったりすると症状は消えて、また元気に立ったり歩いたりすることができるのです。

腰部脊柱管狭窄症の症状が出るケース

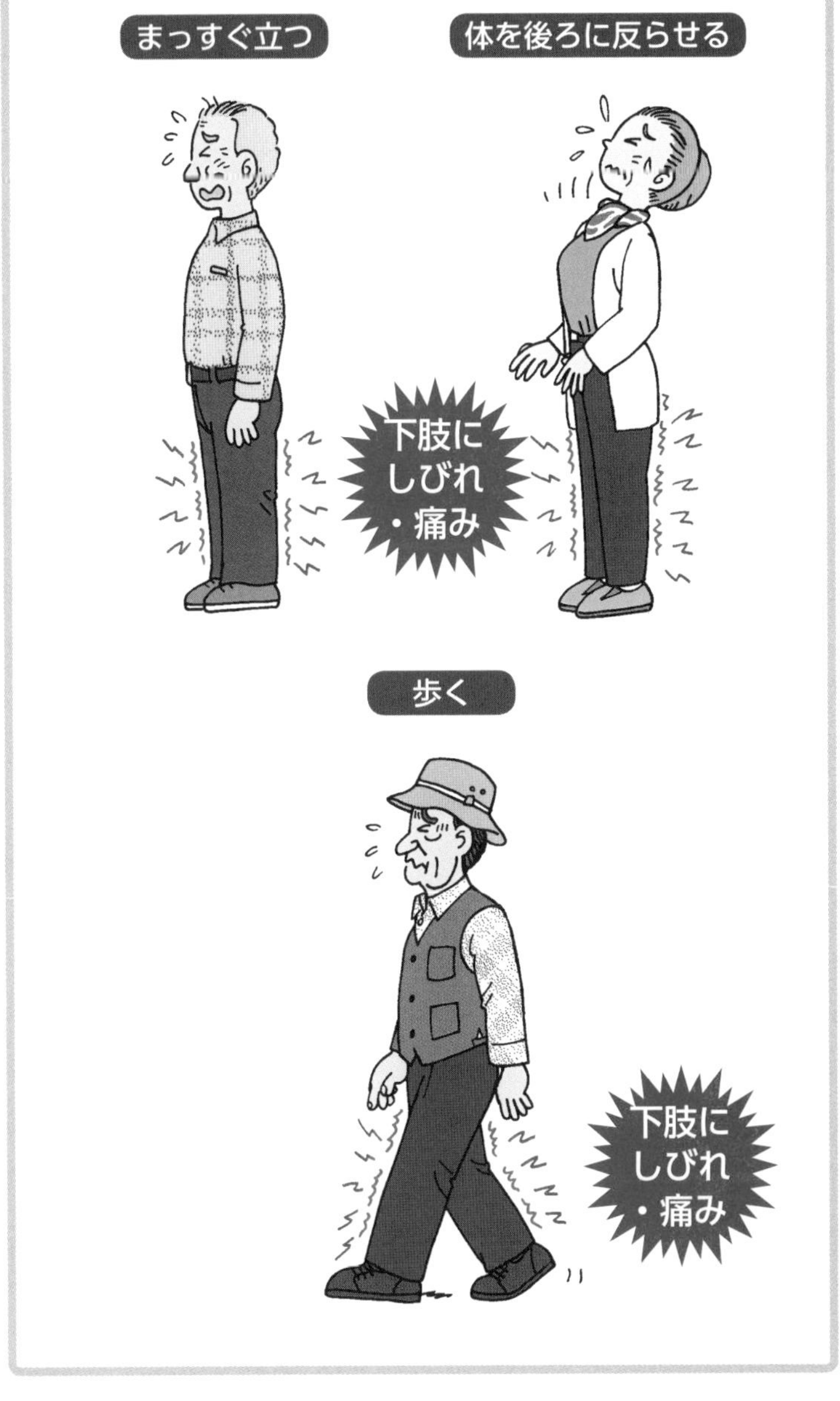
まっすぐ立つ
体を後ろに反らせる
下肢に
しびれ
・痛み
歩く
下肢に
しびれ
・痛み

主な症状②休むとまた歩くことができる

間欠性跛行は腰部脊柱管狭窄症の特徴的な症状

腰部脊柱管狭窄症《せきちゅうかんきょうさくしょう》の場合、歩行の様子に特徴があります。

- 歩きはじめてしばらくすると痛みやしびれが出る
- 膝に手をついて休むとまた歩けるようになる
- 立ち続けていると座りたくなる、しゃがみたくなる

こうした症状を**間欠性跛行**《かんけつせいはこう》といいます。腰部脊柱管狭窄症では、この症状が診断の決め手になります。

間欠性跛行が起こる原因は、立位や後屈位の姿勢を続けていると脊柱管が真綿で締められるように徐々に狭くなり、神経を刺激するからです。反対に、腰を曲げて休むと神経の圧迫が緩むため、症状が軽減します。

ただし、間欠性跛行は**閉塞性動脈硬化症**《へいそくせいどうみゃくこうかしょう》でもみられます。この場合の間欠性跛行は**血管性間欠跛行**といい、動脈硬化により足の動脈が狭窄したり閉塞したりして虚血状態になるのが原因です。姿勢とは無関係で、一定時間、休息すれば症状は回復します。

間欠性跛行

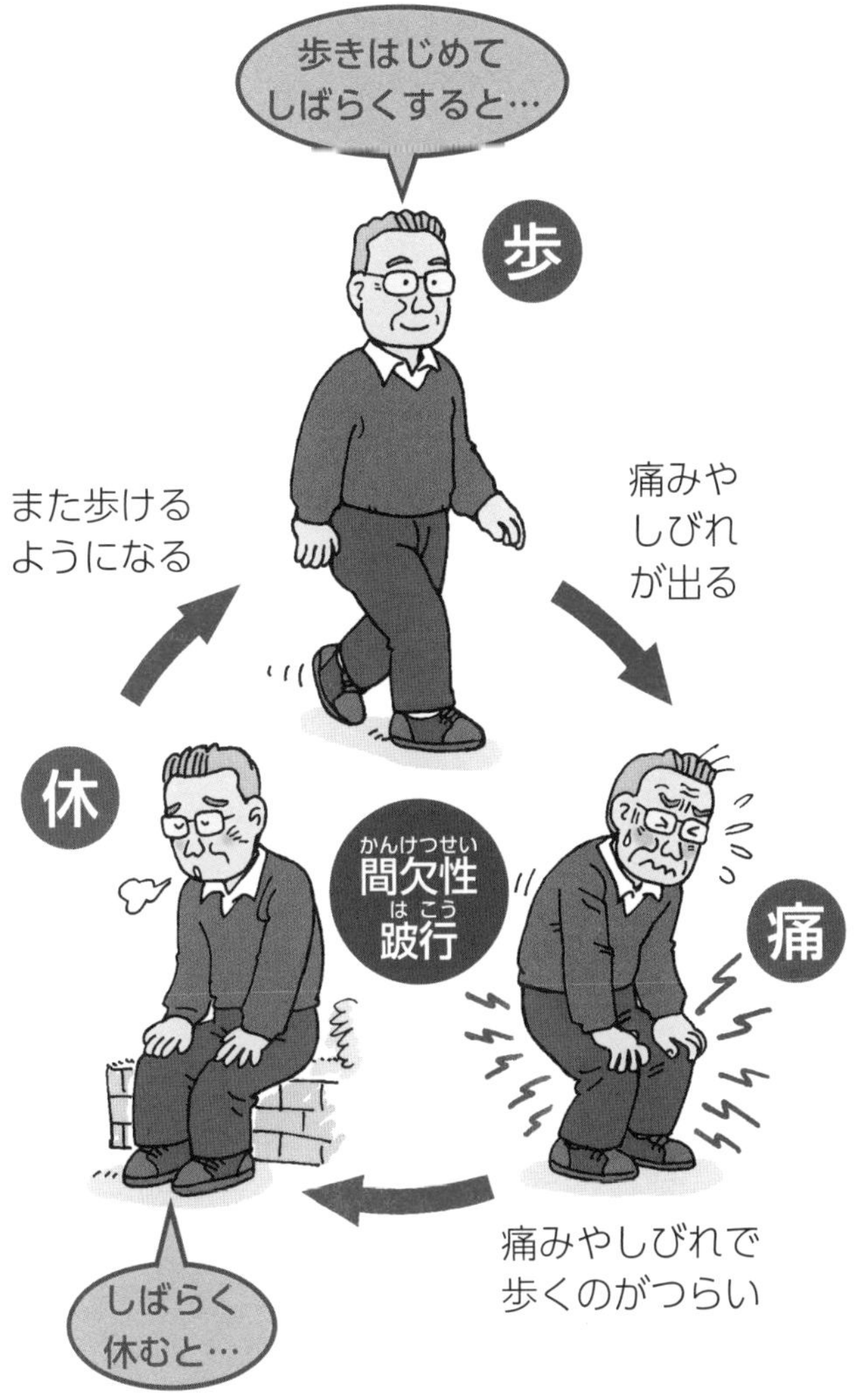
歩きはじめて
しばらくすると…
歩
痛みや
しびれ
が出る
痛
痛みやしびれで
歩くのがつらい
しばらく
休むと…
休
また歩ける
ようになる
間欠性《かんけつせい》
跛行《はこう》

主な症状③排尿・排便障害が出ることがある

排尿・排便障害は馬尾神経が圧迫されることで起こる

脊柱管狭窄症《せきちゅうかんきょうさくしょう》のなかには、こむら返りに似た両足裏のしびれ、脱力感、麻痺《まひ》を伴う**膀胱**《ぼうこう》**直腸障害**《ちょくちょうしょうがい》や**会陰部症状**《えいんぶしょうじょう》がみられる場合があります。

膀胱直腸障害は、排尿や排便の回数が多い、排泄《はいせつ》しても残尿感や残便感が残る、尿や便がなかなか排泄できないなどの症状のことです。会陰部症状は、陰部や会陰部が熱苦しいなどの異常感覚や性機能不全などの症状をいいます。

いずれも、脊柱管の狭窄によって**腰仙部**《ようせんぶ》**にある神経の束である馬尾神経**《ばびしんけい》**が障害されて生じる**もので、これを馬尾型脊柱管狭窄症といいます。狭窄は数か所にみられることが多く、このようなさまざまな症状が現れます。

さらに進行すると、下肢の麻痺から**下垂足**《かすいそく》などが生じることもあります。下垂足は、第5腰椎神経根《ようついしんけいこん》が損傷されて生じるもので、前脛骨筋《ぜんけいこつきん》の筋力が低下して麻痺し、**足関節の背**《はい》**屈**《くつ》**ができなくなる障害**です。下垂足の症状がみられるときは、早急に手術をして治療する必要があります。

膀胱直腸障害・会陰部症状

膀胱直腸障害《ぼうこうちょくちょうしょうがい》

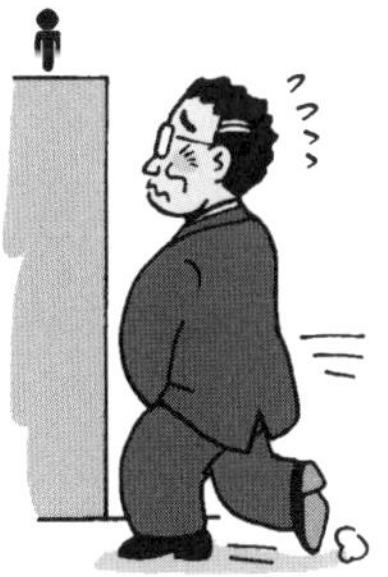

排尿・排便の回数が多い。

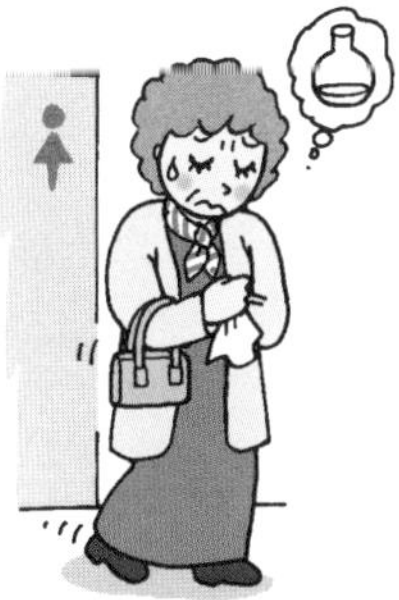

残尿感・残便感がある。

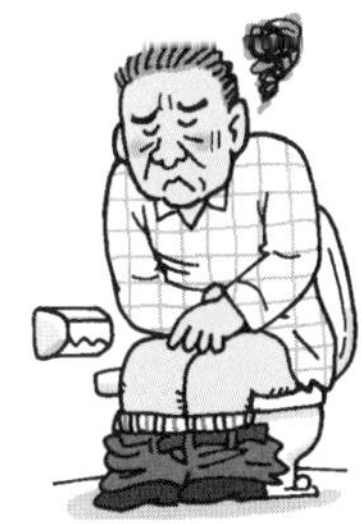

なかなか排尿・排便できない。

会陰部症状《えいんぶしょうじょう》

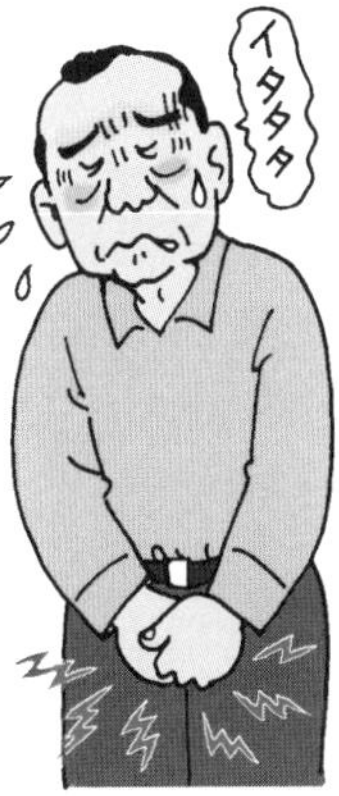

陰部が痛い。

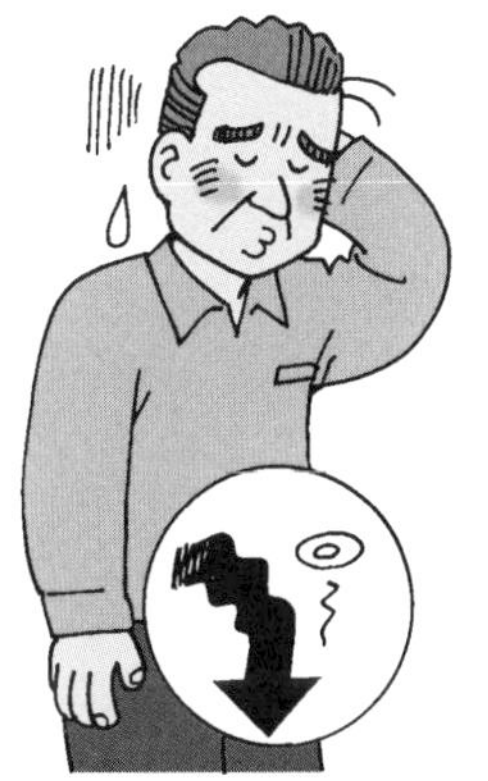

性機能不良
(性欲減退など)。

安静時と運動時の症状の違いを理解する

安静にしていると狭窄が一時的に緩んで症状が緩和する

立って歩くときは体をまっすぐにした状態になるため、脊柱管《せきちゅうかん》は狭くなり脊柱管内の圧力が上昇します。脊椎管に狭窄《きょうさく》がある場合は、さらに脊柱管が狭くなって、神経が圧迫され、痛みやしびれが生じるようになります。ところが、前かがみになったり、横になったり、ちょっとひと休みしたりすると、脊柱管は窮屈な状態から解放され脊柱管内の圧力が低下するので一時的に緊張が緩み、神経への圧迫が除かれ、痛みやしびれが収まります。

「安静時に無症状になる」というだけでなく、「歩けば痛むが休めば症状はなくなり、また歩くことができる」「一気に長い距離は歩けないが、休み休みなら歩ける」という脊柱管狭窄症特有の症状は、**姿勢による狭窄の変化と関係している**のです。

この特徴を知れば、脊柱管狭窄症にかかっても歩けないと否定するのではなく、ひと休みすれば歩けると肯定的に考え、**家に閉じこもらないようにすることが必要**です。屋外のよい空気を吸ったり、軽い体操を楽しんだりすることができれば、気分転換や骨・筋肉の衰えを防ぐことになり、脊柱管狭窄の改善につながります。

姿勢と脊柱管内の圧力

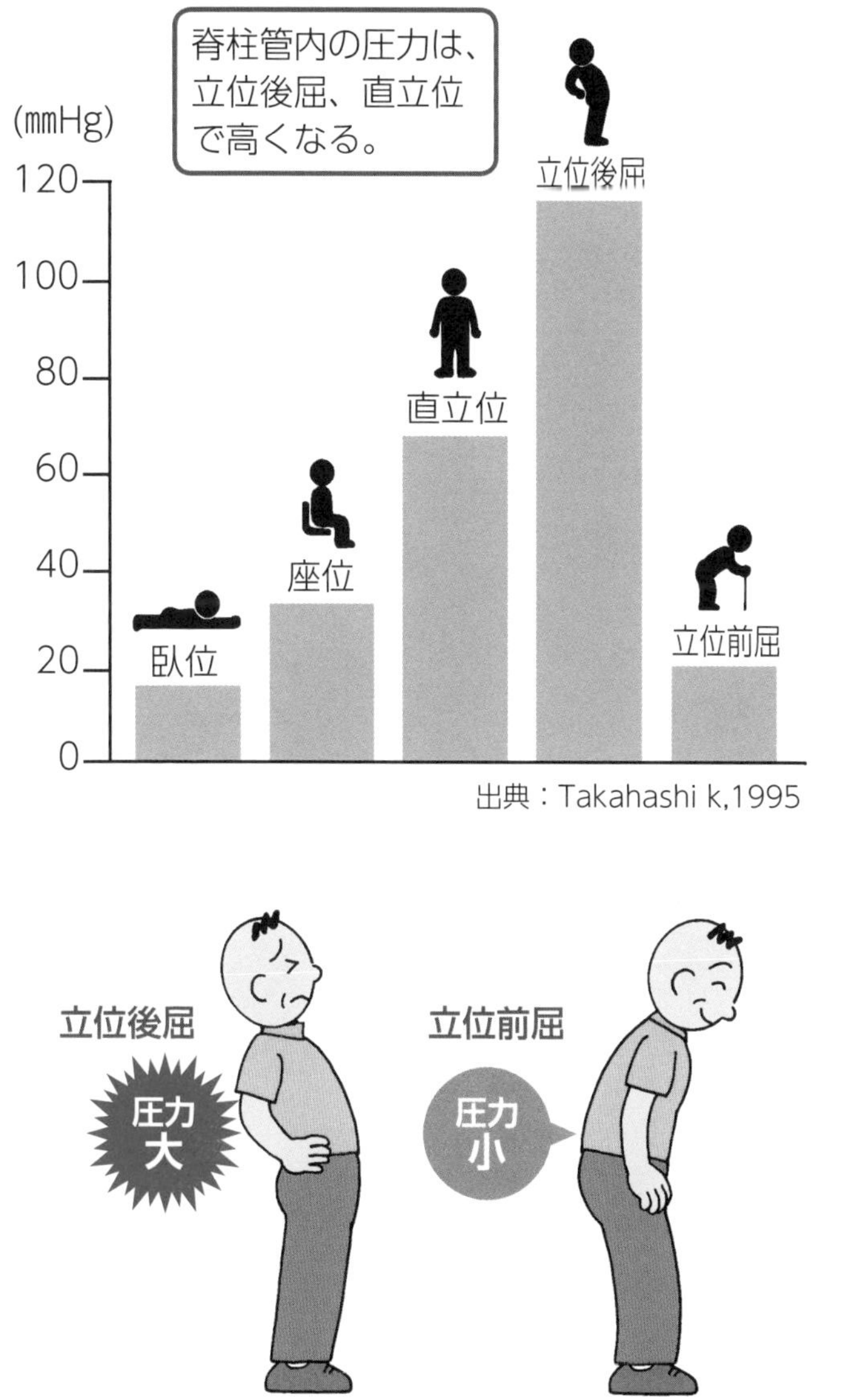

立位でも後屈と前屈では、脊柱管内の圧力が相当異なる。

脊柱管狭窄症に関連する病気

腰椎椎間板変性症・変形性腰椎症・脊椎すべり症が関連疾患

●腰椎椎間板変性症《ようついついかんばんへんせいしょう》

原因と症状 椎間板は10代の後半から髄核《ずいかく》の水分が減少して弾力性が低下し、老化の一途をたどります。高齢になると、それまでの過度の運動や労働も影響して、脊柱を構成する椎体《ついたい》と椎体の間でクッションの役目をしている椎間板がつぶれて、腰のこわばりや痛みなどの症状が現れます。そして、慢性的に症状を繰り返します。

治療 理学療法や薬物療法による保存療法が第一選択です。理学療法では、誤った生活行動からくる腰への負担を除き、腰まわりの筋力を高め、筋肉や靭帯《じんたい》、骨や関節を修正してバランスを整えます。痛みなどの症状に対しては、消炎鎮痛薬《しょうえんちんつうやく》による薬物療法を行います。重症化するときは、神経の圧迫を除く手術も検討されます。

生活上の注意 放っておくと椎間板ヘルニアに進行することもあるので注意が必要です。痛みがあるときは、激しい運動や労働を避け、温湿布や入浴などで腰を温め、マッサージなどで固まった筋肉をほぐします。安静にしていると症状は改善してきます。

腰椎椎間板変性症

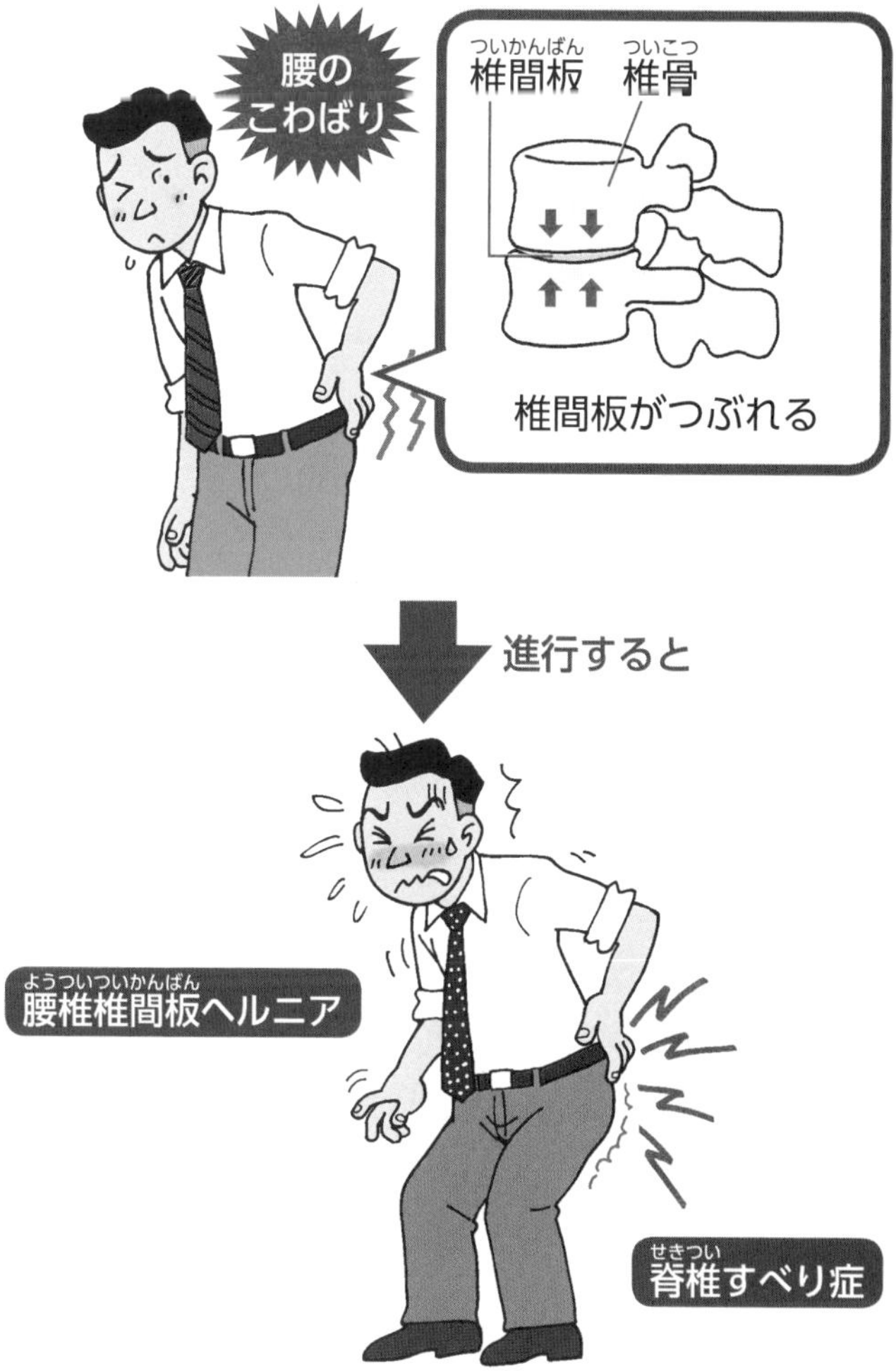
腰のこわばり
椎間板《ついかんばん》
椎骨《ついこつ》
椎間板がつぶれる
進行すると
腰椎椎間板《ようついついかんばん》ヘルニア
脊椎《せきつい》すべり症

●変形性腰椎症《へんけいせいようついしょう》

原因と症状　加齢により椎間板《ついかんばん》が劣化して薄くなると、椎骨《ついこつ》と椎骨が接してすれ合うようになり、骨棘《こつきょく》と呼ばれる骨のトゲができやすくなります。これは、年齢を重ねれば誰にでも起こる生理的な現象ですが、骨棘が神経に当たったり、骨棘同士がぶつかったりするようになると、腰痛や下肢痛の原因になります。また、骨棘が脊柱管《せきちゅうかん》に出てくると脊柱管狭《きょう》窄《さく》症《しょう》に進行し、腰の痛みやしびれ、排尿障害などを発症するようになります。

治療　生活に影響するような症状がない限り、そのまま観察します。痛みやしびれが強い場合には消炎鎮痛薬《しょうえんちんつうやく》などの薬物療法やコルセットを使用する装具療法、温熱療法や運動療法などの理学的療法、痛みの神経を遮断するブロック療法などを行います。重症化して排尿障害などが生じる場合には、手術が検討されます。

生活上の注意　どんなときにどのような痛みが生じるかを観察し、姿勢などに注意し、痛みがあるときは安静を保ちます。温湿布や入浴などの温熱療法やマッサージ、運動などを工夫してみましょう。

変形性腰椎症

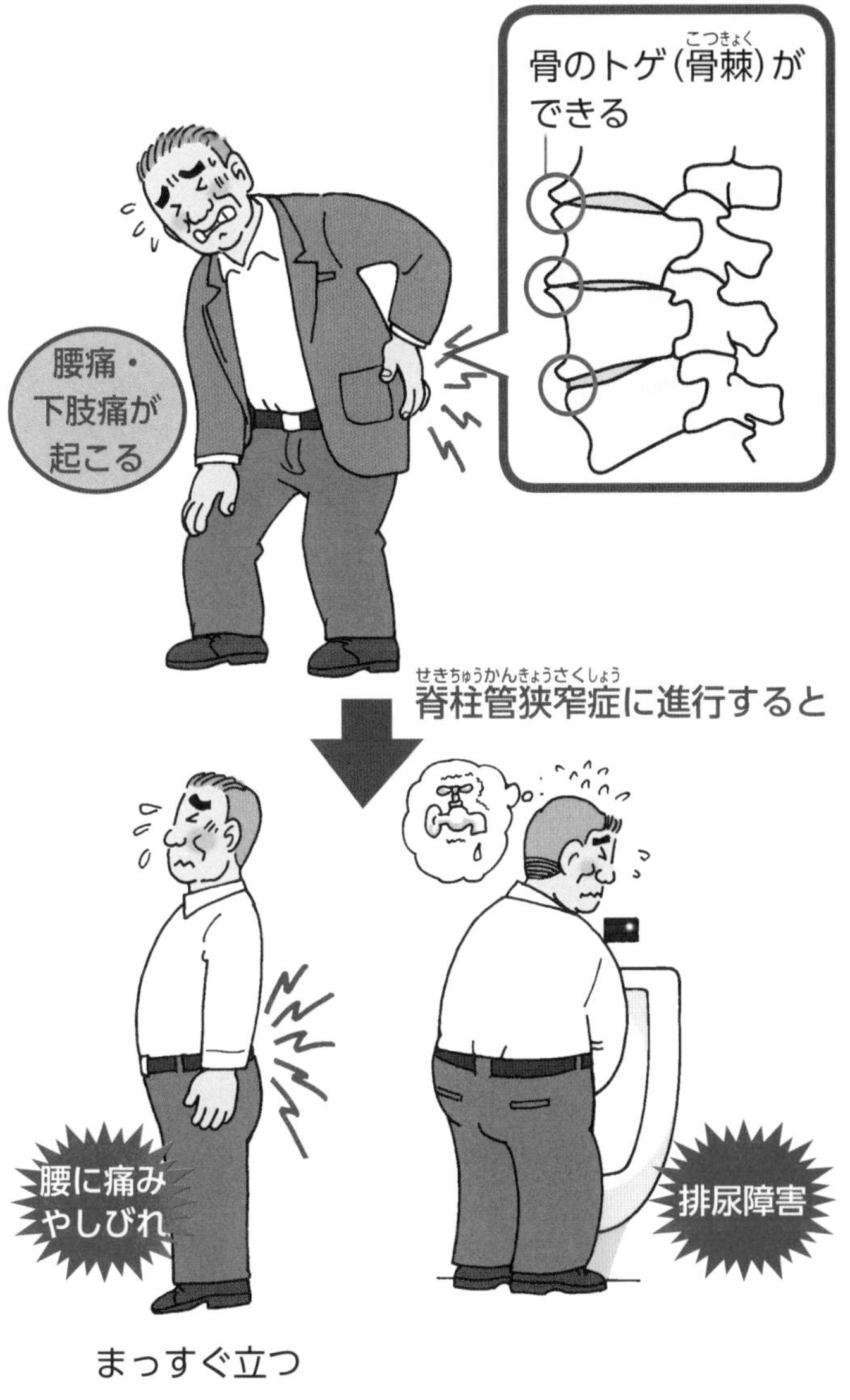
骨のトゲ（骨棘《こつきょく》）ができる
腰痛・下肢痛が起こる
脊柱管狭窄症《せきちゅうかんきょうさくしょう》に進行すると
腰に痛みやしびれ
まっすぐ立つ
排尿障害

●脊椎《せきつい》すべり症《しょう》

原因と症状 脊椎を構成する椎骨《ついこつ》は簡単にすべることはありませんが、椎間板《ついかんばん》や椎間関節が変性して、その結果ズレが生じることがあります。これを脊椎すべり症といいます。脊椎すべり症には、過度の運動による疲労骨折が原因の分離すべり症と、加齢が原因の変性すべり症の2タイプがあります。前者は腰部や下肢にしびれがみられ、後屈で腰がこわばり、痛みが増強します。後者は痛みやしびれに加えて、間欠性跛行《かんけつせいはこう》(44ページ参照)や排尿障害が生じます。

治療 消炎鎮痛薬《しょうえんちんつうやく》の投与、ブロック療法、コルセット、リハビリなどの保存療法が第一選択肢です。症状が改善せず重症化する場合は、手術が検討されます。手術には、分離部分の除圧術や固定術、椎間固定術などがあります。

生活上の注意 体を後ろに反らしたり旋回したりする激しい運動や動作は避け、コルセットや補助具などを使用して腰への負担を回避します。疲れたり痛んだりしたら、すぐ横になれるような場所を決めておきましょう。

第2章

脊柱管狭窄症の検査（診断）法・治療法

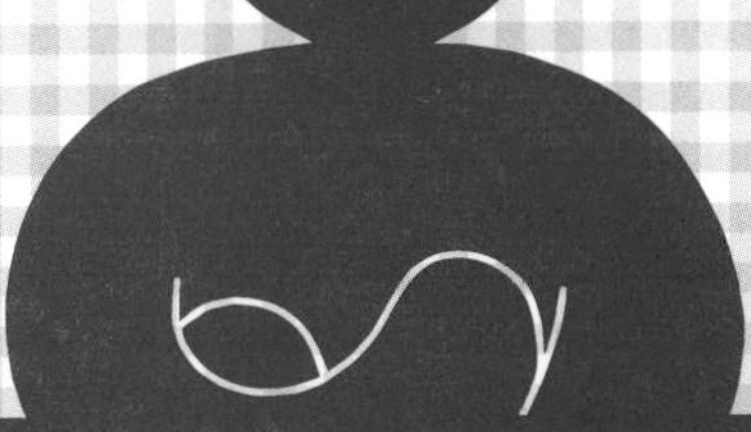

医療機関を訪れる前に症状を自己チェック

痛みやしびれなどの不快な症状から病名を推察する

□ つねに鈍い痛みを腰に感じ、起床時は腰がこわばる

□ 根《こん》をつめて仕事をすると腰の痛みが強くなり、横になると痛みが軽くなる

⇒腰《よう》椎《つい》椎《つい》間《かん》板《ばん》変《へん》性《せい》症《しょう》・変《へん》形《けい》性《せい》腰《よう》椎《つい》症《しょう》

□ 腰を反らせると痛みが増す

□ 小・中・高校生のころにスポーツをしていて、腰痛の経験がある

□ 仕事や運動をしていると強く痛み、横になるとやわらぐ

⇒無《む》分《ぶん》離《り》脊《せき》椎《つい》すべり症《しょう》

□ つねに鈍い腰の痛みを感じる。とくに腰の背部に強いこわばりがある

⇒強《きょう》直《ちょく》性《せい》脊《せき》椎《つい》骨《こつ》増《ぞう》殖《しょく》症《しょう》

□ 歩くと腰から太ももにかけて張りや痛みを感じ、疲れると痛みは増す

□ ひと休みすると痛みは回復し、再び歩くことができる

⇒腰《よう》部《ぶ》脊《せき》柱《ちゅう》管《かん》狭《きょう》窄《さく》症《しょう》

足腰などの症状から病名チェック！

- [ ] 急に腰に激痛が走り、その後、慢性的に腰の背部に痛みがある
- [ ] 腰まわりに筋肉痛を感じる　□ 猫背ぎみである

⇒骨《こつ》粗《そ》鬆《しょう》症《しょう》

- [ ] 物を持ち上げたなど、ある時から急に痛くなった
- [ ] お尻から下肢に向けて痛みが広がる。しびれがある
- [ ] 足の外側が痛む。前かがみになると痛む

⇒腰《よう》椎《つい》椎《つい》間《かん》板《ばん》ヘルニア

- [ ] 朝、こわばりを伴う腰痛、臀《でん》部《ぶ》痛《つう》がある。夜間も痛む

⇒リウマチ性疾《しっ》患《かん》・強《きょう》直《ちょく》性《せい》脊《せき》椎《つい》炎《えん》

- [ ] 発熱し、体を動かせないほどの強い腰痛がある

⇒感染による炎症

- [ ] 食欲不振でやせてきた。そわそわする
- [ ] 痛みが徐々に強くなってくる
- [ ] 夜間も痛みは激しく横になっても軽くならない

⇒悪《あく》性《せい》腫《しゅ》瘍《よう》

※このチェックは、目安とお考えください。

問診で情報を得て神経学的所見をとる

脊柱管狭窄症の場合、FNS・SLRテストでは陰性となる

問診では、次のようなことを尋ねて、脊柱管狭窄症《せきちゅうかんきょうさくしょう》にみられる間欠性跛行《かんけつせいはこう》や姿勢などについての情報を集めます。

●日常の買い物でシルバーカーを使用しますか？
●買い物の途中でしびれや痛みを感じ、ひと休みしたいと思うことがありますか？
●ひと休みすると痛みやしびれは消え、また歩くことができますか？

次に神経学的所見をとります。**FNSテスト**では膝から足を曲げて大腿《だいたい》前面に痛みが生じるか否かをチェックし、**SLRテスト**では片足を上げて疼痛《とうつう》があるかどうかをチェックします。脊柱管狭窄症の場合は、痛みやしびれがあっても、FNSテストやSLRテストはともに陰性で疼痛が認められません。さらに、深部腱《けん》反射の状態、病的反射の有無、徒《と》手《しゅ》筋力テスト、知覚検査を行います。

そのほか、画像診断（単純X線撮影・MRI検査など）で診断を確定します。重症で手術治療を考慮する場合は、脊髄造影《せきずいぞうえい》・神経根《しんけいこん》造影などの検査を行うこともあります。

脊柱管狭窄症の神経学的所見

● FNSテスト(大腿神経伸展《だいたいしんけいしんてん》テスト)

患者はうつ伏せになり、膝から足を曲げて大腿前面に痛みが生じるか否かをチェックする。

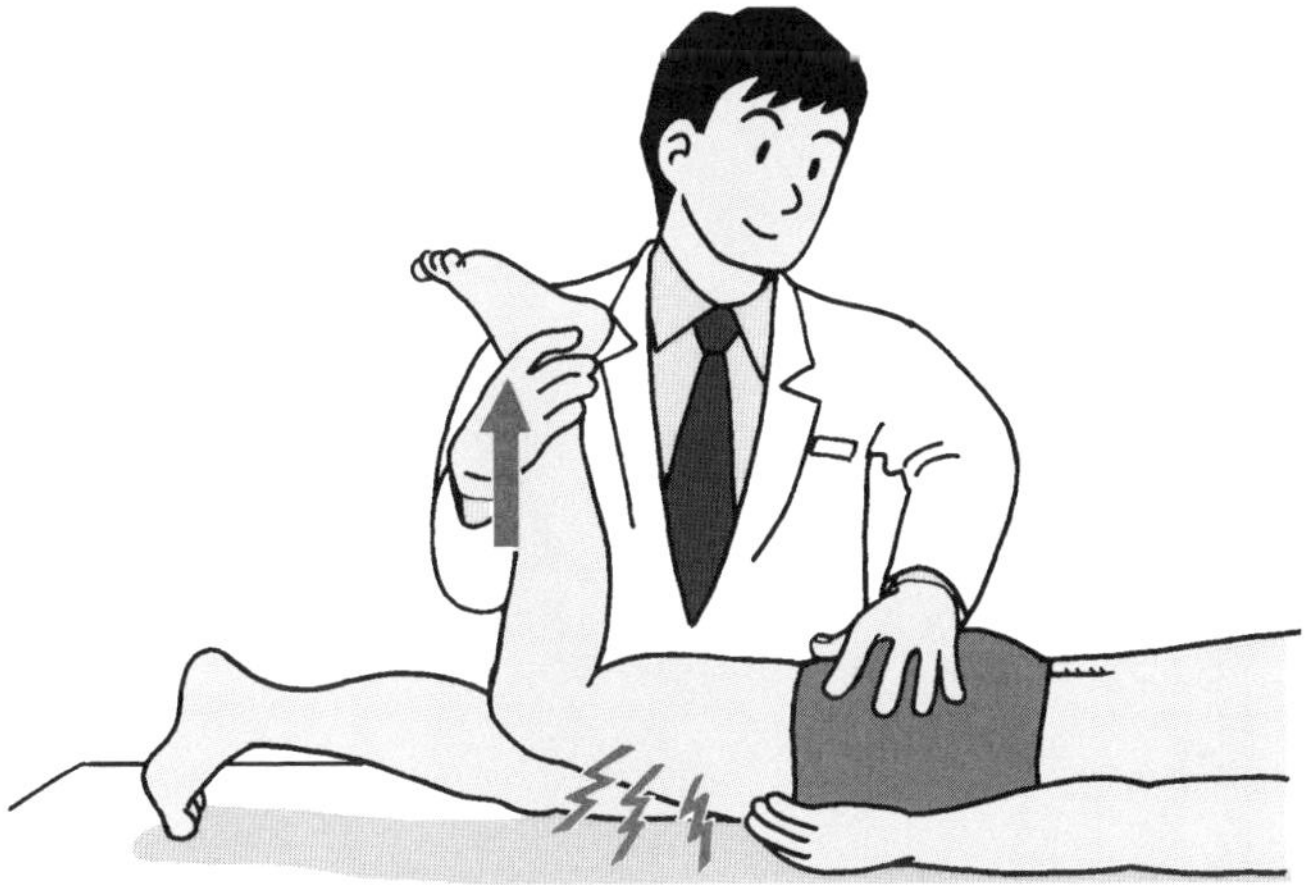

● SLRテスト(下肢伸展挙上《かししんてんきょじょう》テスト)

患者はあお向けになり、片足を上げて疼痛《とうつう》があるかどうかをチェックする。

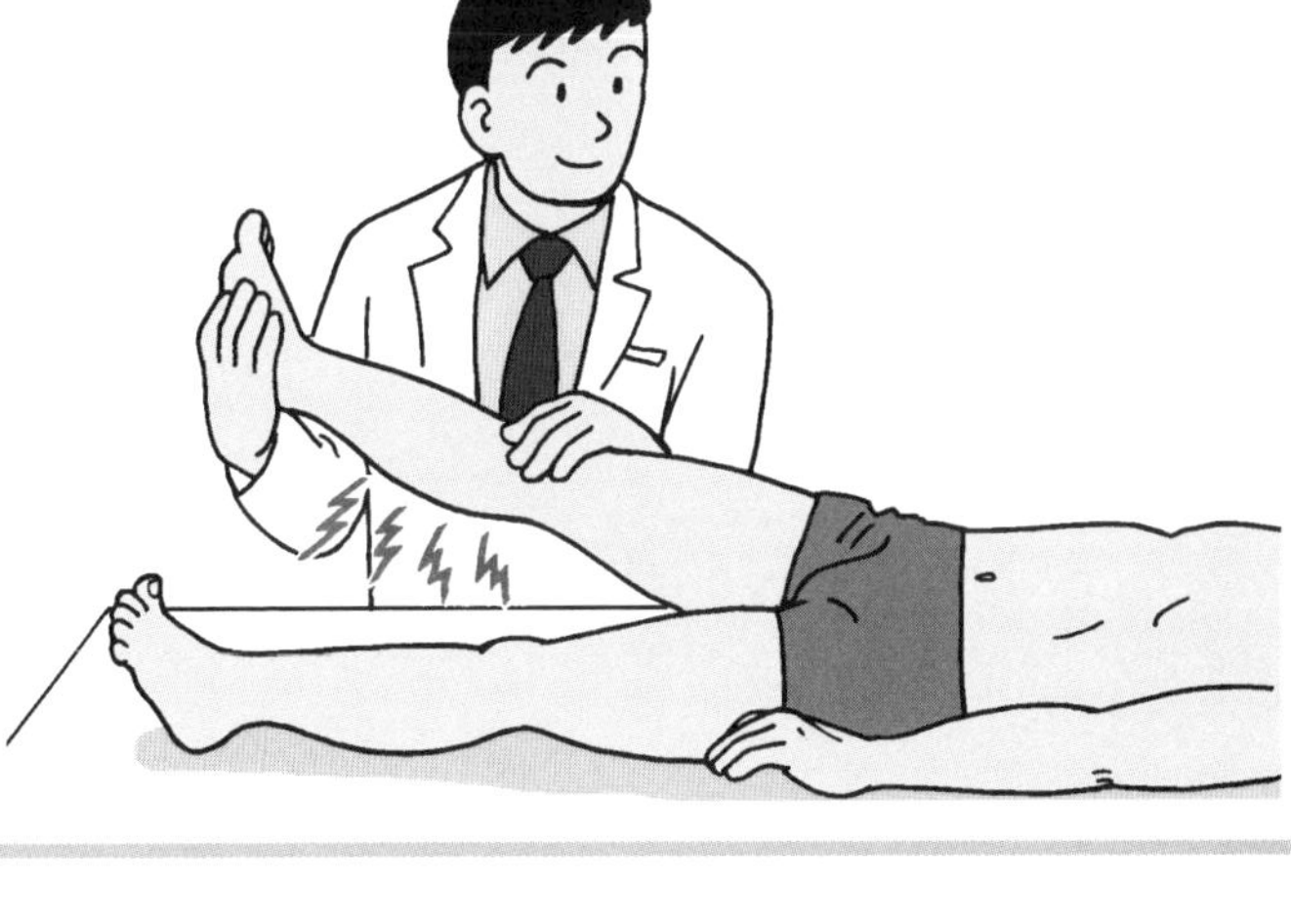

脊柱管狭窄症ではこんな検査を行う

X線撮影、MRI検査に加え、脊髄造影を行う場合がある

脊柱管狭窄症《せきちゅうかんきょうさくしょう》が疑われる場合は、詳細な情報を得るために画像診断を行います。

単純X線撮影では、腰椎《ようつい》正面や側面、前後屈位、必要なら斜位で撮影して腰椎全体の状態を調べます。椎間腔《ついかんこう》が極小化していないか、椎体《ついたい》が変形していないかをチェックすることにより、椎間関節の肥厚《ひこう》、椎体のすべりの有無、腰椎の不安定性がわかります。

MRI検査では、脊柱管とその周囲の軟部組織、椎間孔《こう》部の神経根《しんけいこん》など詳細を観察することにより、椎間板の突出や黄色靭帯《おうしょくじんたい》の肥厚、脊柱管狭窄や馬尾神経《ばびしんけい》の様子などについて情報を得ることができます。さらにCT検査を行い、椎骨《ついこつ》の形状や変形具合を確認します。

症状が重く、手術などの必要性がある場合には、さらに**脊髄造影**《せきずいぞうえい》や神経根造影を行い、最終的な確認を行うこともあります。脊髄造影では、造影剤を注入して姿勢を変えると狭窄状態がどのように変化するかを調べます。画像上複数箇所の問題があり、どのレベルが症状の原因になっているか判断が難しいときには、神経根造影を行います。これにより責任病巣を特定し、術式を決定します。

脊柱管狭窄症を診断する画像検査

X線撮影

椎骨《ついこつ》全体の状態を調べる。

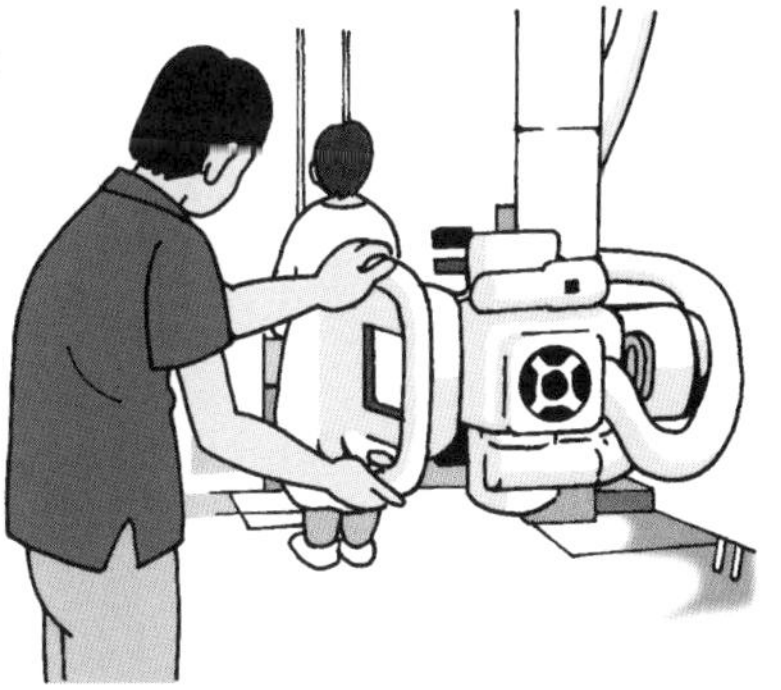

MRI検査

脊柱管《せきちゅうかん》とその周囲の組織を詳細に調べる。

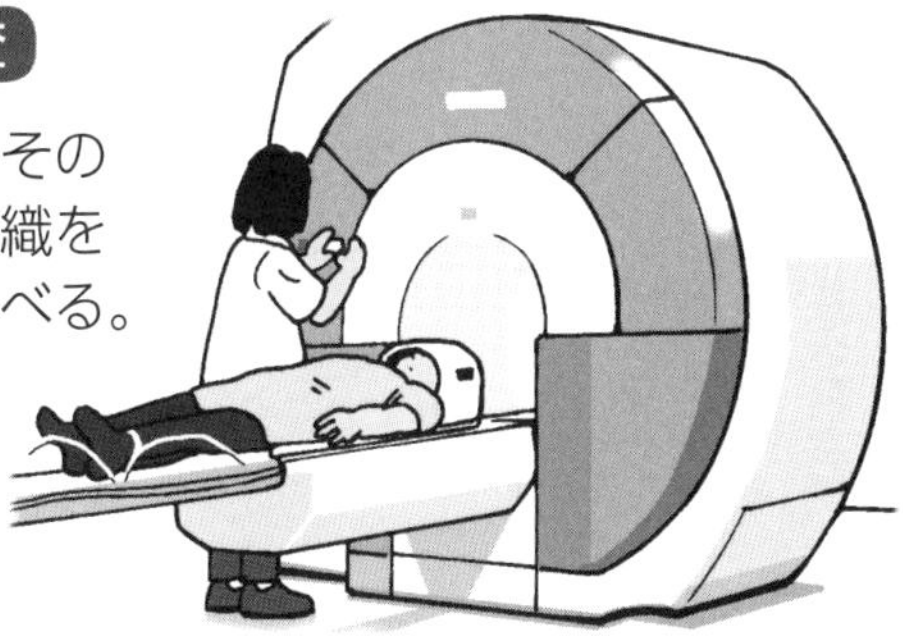

CT検査

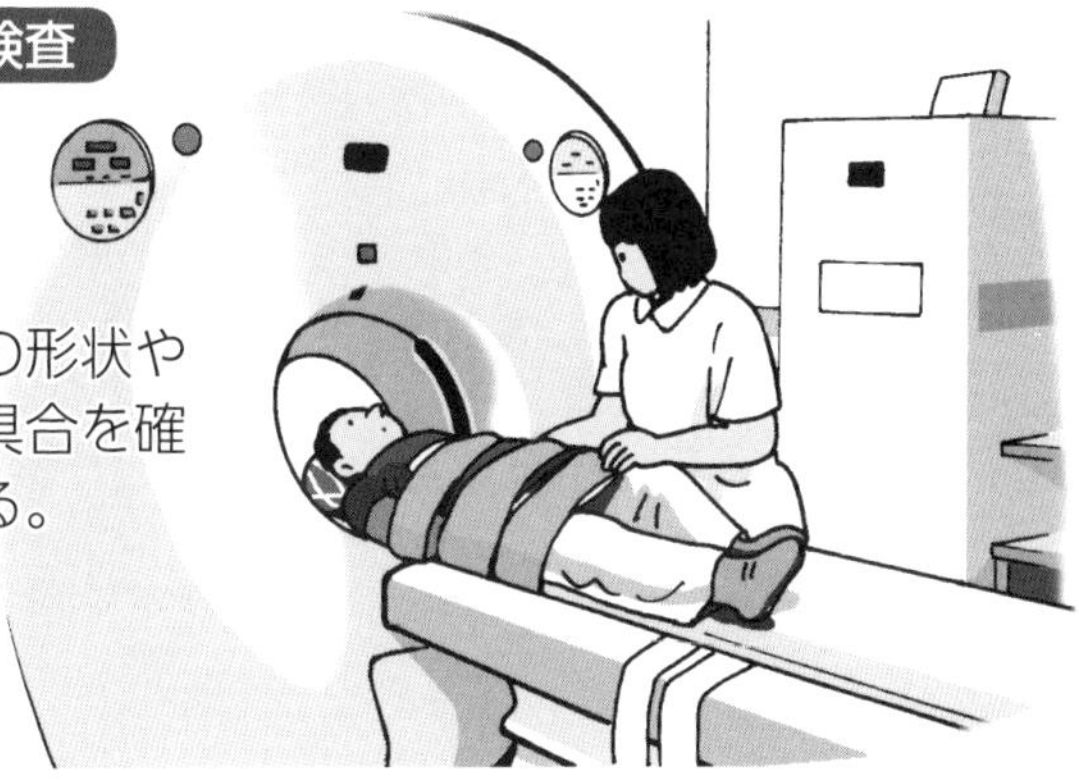

椎骨の形状や変形具合を確認する。

保存療法①症状を軽減する薬と神経ブロック

痛みやしびれには薬物療法、さらに有効な治療として神経ブロックを行う

保存療法として第一にあげられるのは、痛みやしびれを軽減する**薬物療法**です。薬物療法には、次の5タイプがよく用いられます。

●痛みの解消を目的とした薬

痛みや炎症を改善する**非ステロイド性消炎鎮痛薬《しょうえんちんつうやく》（NSAIDs）**が使用されます。痛みなどを引き起こす体内物質プロスタグランジンなどの産生を抑制して鎮痛効果を発揮する薬で、内服薬・外用薬があります。ただし、長期連用すると肝障害やじんましん、胃・十二指腸潰瘍《かいよう》などの消化器症状などの副作用が生じるおそれがあるので、期限を限って服用することが大切です。高齢で円背《えんぱい》（背中が丸まった状態）となり、そのために逆流性食道炎が認められる場合は、胃酸の分泌を抑える**プロトンポンプ阻害薬《そがいやく》（PPI）**などを**併用**することもあります。

●間欠性跛行《かんけつせいはこう》の解消を目的とした薬

プロスタグランジンE剤は末梢血管《まっしょうけっかん》拡張作用があり、間欠性跛行の改善に効果が期待で

きます。

●**神経に起因する痛みを軽減する薬**

神経障害性疼痛《とうつう》治療薬で、焼きつくような痛み、電気がはしるような痛みなどに効果があります。

●**弱オピオイド**

鎮痛作用をもたらすオピオイド受容体に作用する薬です。

●**しびれの解消を目的とした薬**

神経組織の機能性回復の効果がある**ビタミンB**$_{12}$を使うこともあります。

より有効な治療として、神経の周囲に麻酔剤《ますいざい》を注入して痛みを感じる神経を遮断する**硬**《こう》**膜外**《まくがい》**ブロック**や**神経根**《しんけいこん》**ブロック**を行う場合もあります。

硬膜外ブロックは、馬尾神経《ばびしんけい》を覆う硬膜の外側に麻酔薬を注入する方法です。外来治療ができ、30分ほどで効果が現れます。痛みが再発したら繰り返し行うことも可能です。

神経根ブロックは神経根型の脊柱管狭窄症《せきちゅうかんきょうさくしょう》に有効で、X線で1本の神経根を確かめながらブロック注射します。神経根ブロックは治療として実施することもありますが、責任レベルの特定のため、診断目的でも行われます。

保存療法②コルセット（補助具）の装着

腰椎を支えて症状を改善するために装着する

脊柱管狭窄症《せきちゅうかんきょうさくしょう》は、脊柱管が狭くなって神経を圧迫するために生じる病気です。直立の姿勢での歩行や上半身を反らす動作は脊柱管をさらに細くし、変形した椎骨《ついこつ》や肥厚《ひこう》した靭帯《じんたい》により神経は圧迫されて痛みやしびれを増強させ、歩行や運動が困難になります。コルセットは、**腰椎《ようつい》を支えて安定させ、脊柱管がさらに狭くなるのを防いで痛みやしびれを改善する**ことを目的に装着します。コルセットにより、長時間歩くことも可能になります。

コルセットには、**軟性コルセット**（ダーメンコルセット）と**硬性コルセット**（プラスチック製のハードコルセット・金属のフレームコルセット）の2タイプがあります。強い固定力を必要とする場合は、硬性コルセットが適しています。ただし、人によってはコルセットの装着によって腰椎が圧迫されて不快であったり、腹筋の委縮《いしゅく》を招いたりすることもあるので、自分に合ったコルセットを選びましょう。使用時間や使用期間も医師と相談して、とくに症状が悪化しているときなどに限って装着するといった工夫が必要です。歩行に支障があるときや転倒の危険があるときには、**杖やシルバーカーなどの補助具を使用**します。

コルセット（補助具）の装着目的

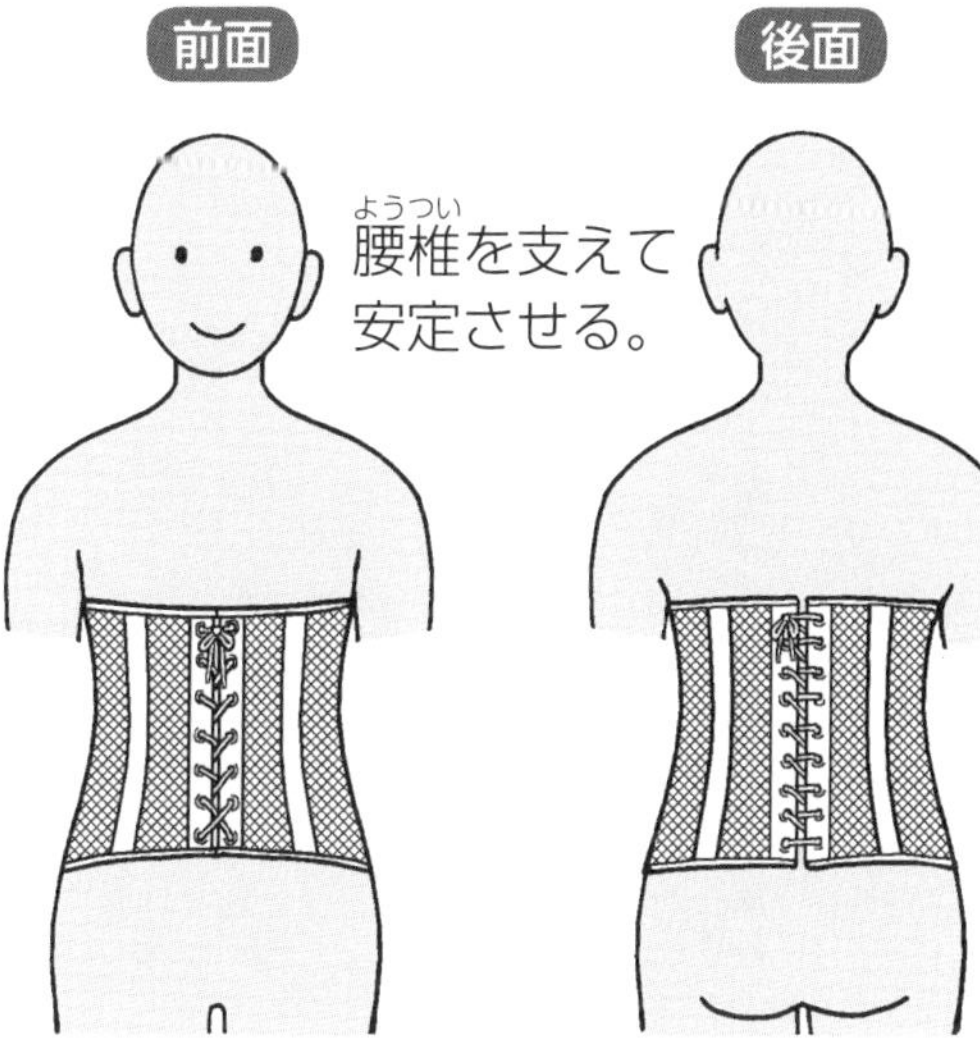
前面
後面
腰椎《ようつい》を支えて
安定させる。

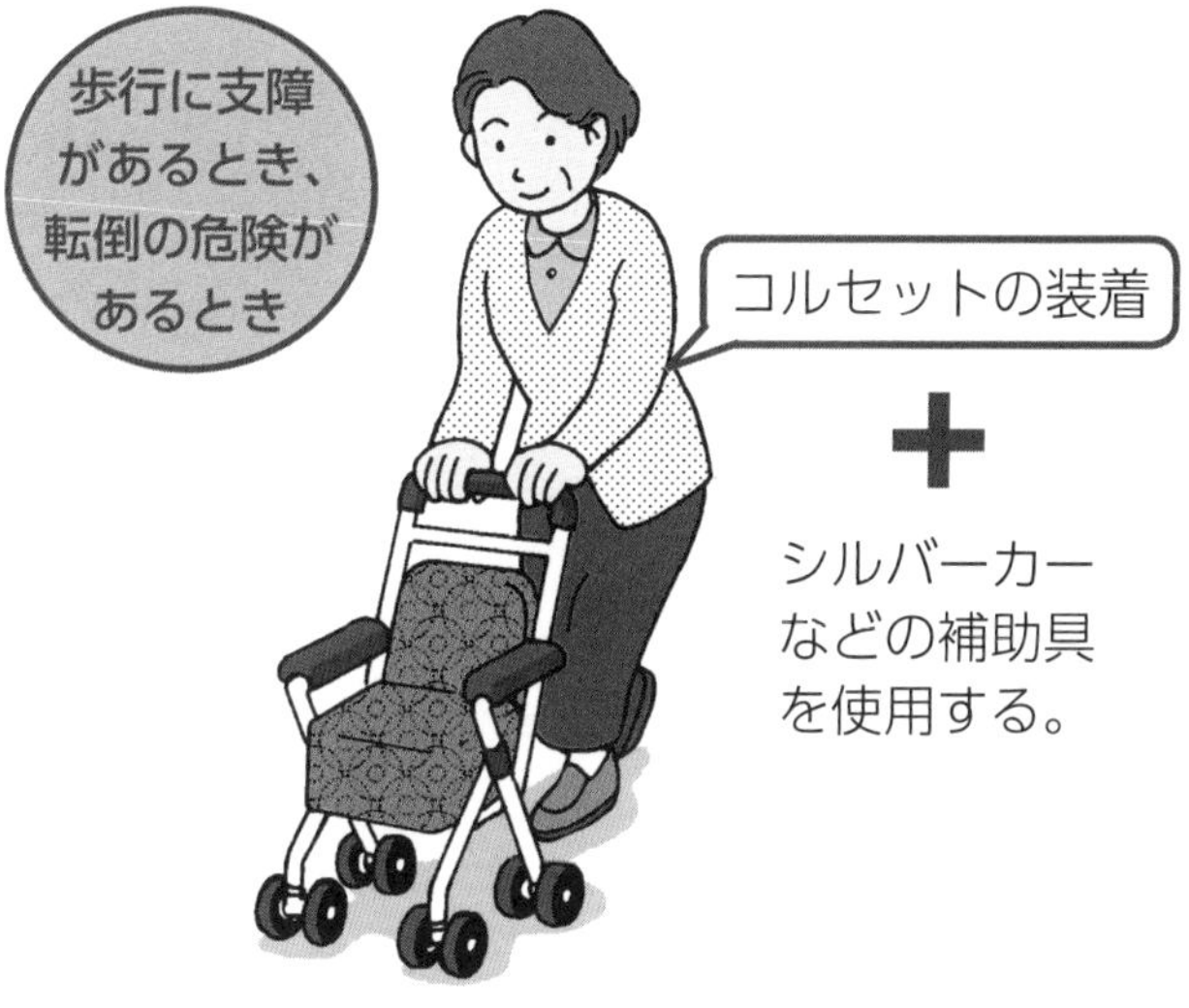
歩行に支障があるとき、転倒の危険があるとき
コルセットの装着
＋
シルバーカーなどの補助具を使用する。

保存療法③腰部を安定させる運動

痛みが治まったら脊柱管を支える筋力を強化して安定させる

脊柱管《せきちゅうかん》が狭くなるのは、加齢や過度の運動などにより、腰椎《ようつい》周辺の筋力が低下したり、腰椎が不安定になったりして、**正しい姿勢が保てなくなることが大きな原因**です。

運動療法は、ストレッチや腰痛体操により、**1全身の筋肉や関節の柔軟性を高める、2脊柱筋の筋力を増強する、3腰部を安定させる**ことを目的に行います。

脊柱管狭窄症《きょうさくしょう》の患者さんは、足腰の症状をおそれて前かがみの姿勢をとるクセの人が多く、体幹から下肢に至る屈側に筋肉が固まっている(拘縮《こうしゅく》)状態がみられます。したがって、この部位のストレッチを重点的に行うようにします。

また、背筋を反らせたり、背伸びをしたりすると脊柱管の狭窄が進み、痛みやしびれが増すので、腰椎の前弯《ぜんわん》を減らすために背筋のストレッチも必要です。

運動の開始時期は、**急性期の激しい痛みなどの症状が緩和して安定してくるころからが最適**です。最初は軽めの運動からスタートし、様子をみながら運動する時間や量を増やしていきましょう。

運動療法の目的

1 全身の筋肉や関節の柔軟性を高める

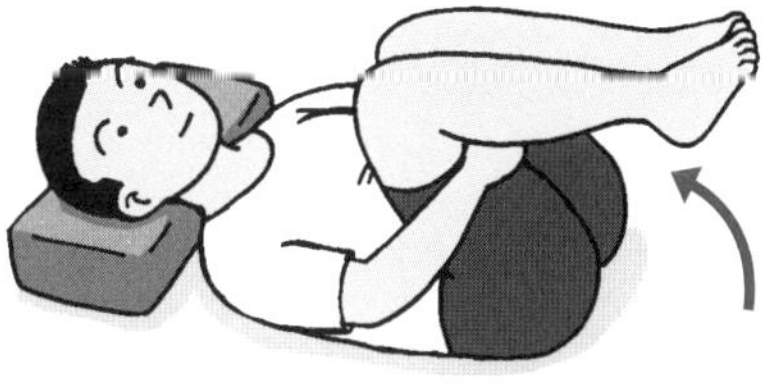

2 脊柱筋《せきちゅうきん》の筋力を増強する

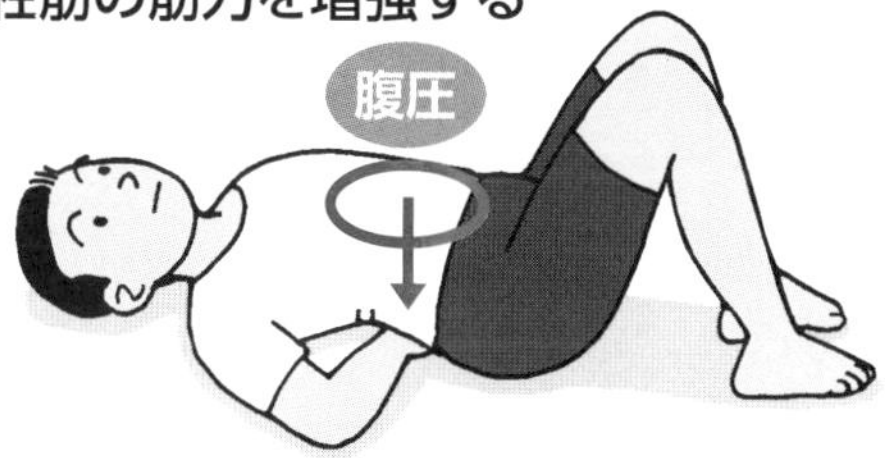

3 腰部を安定させる

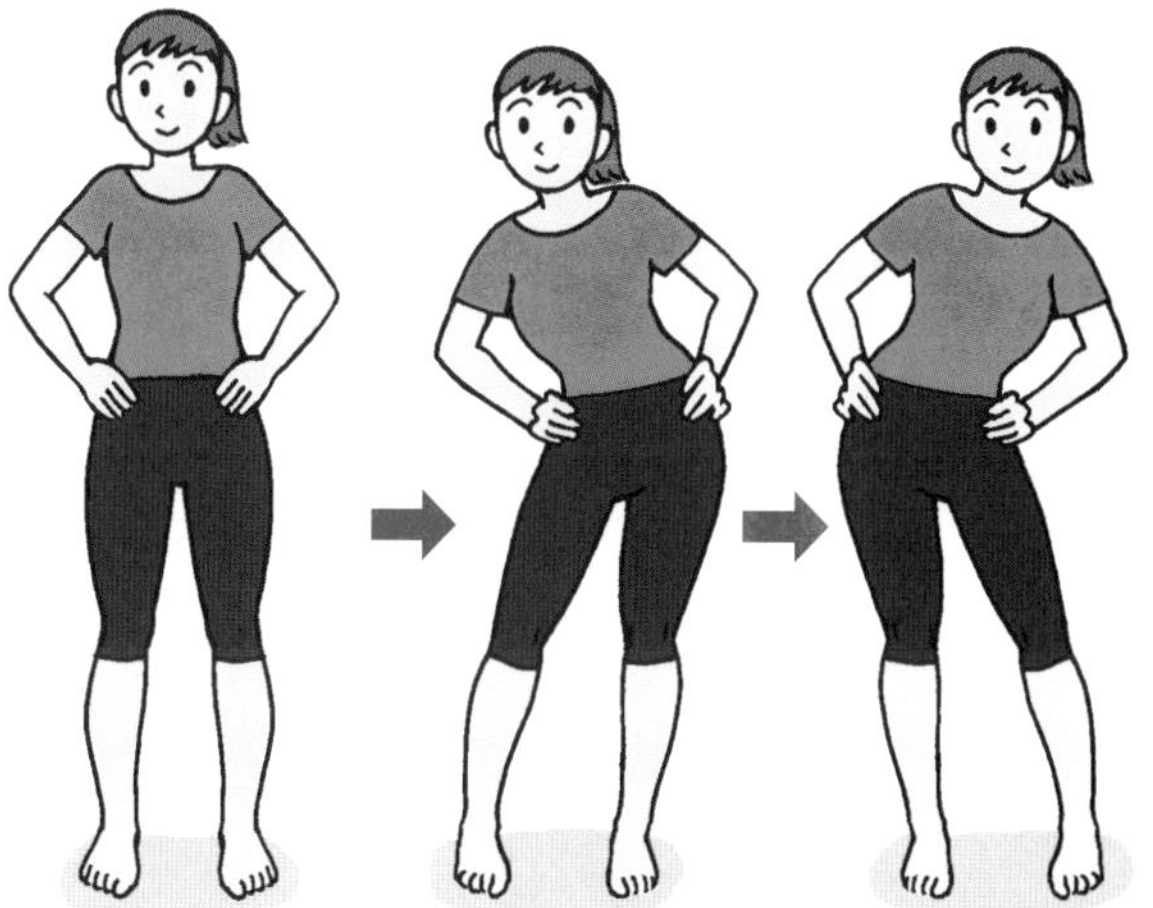

運動療法①ウイリアムズ屈曲運動（姿勢体操）

屈曲運動により、椎間板《ついかんばん》の変性を治し、異常姿勢を修正する。

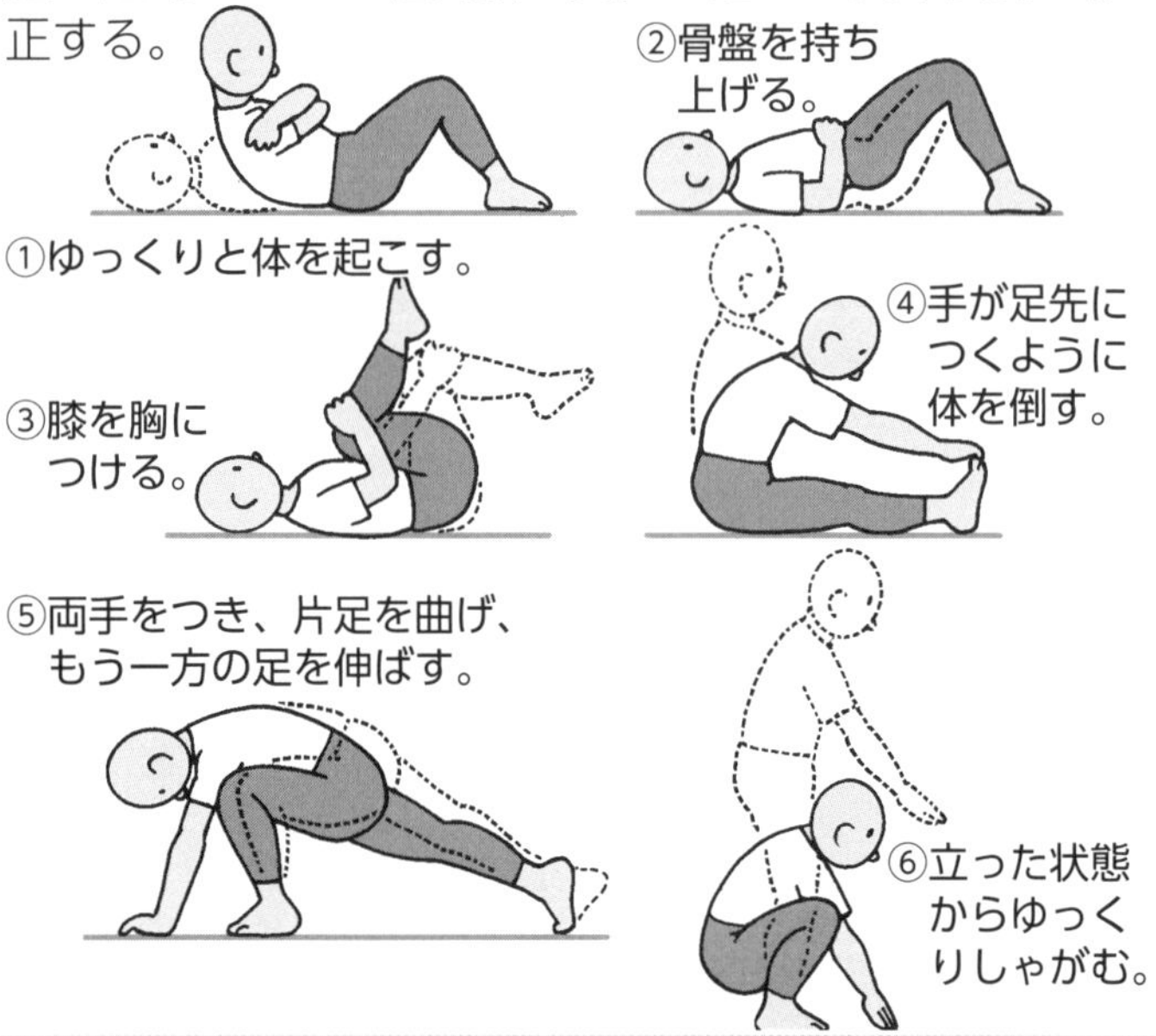
①ゆっくりと体を起こす。
②骨盤を持ち上げる。
③膝を胸につける。
④手が足先につくように体を倒す。
⑤両手をつき、片足を曲げ、もう一方の足を伸ばす。
⑥立った状態からゆっくりしゃがむ。

運動療法②マッケンジー伸展体操（腰痛解消）

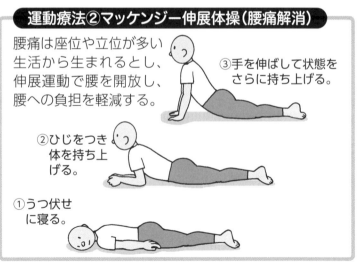

腰痛は座位や立位が多い生活から生まれるとし、伸展運動で腰を開放し、腰への負担を軽減する。

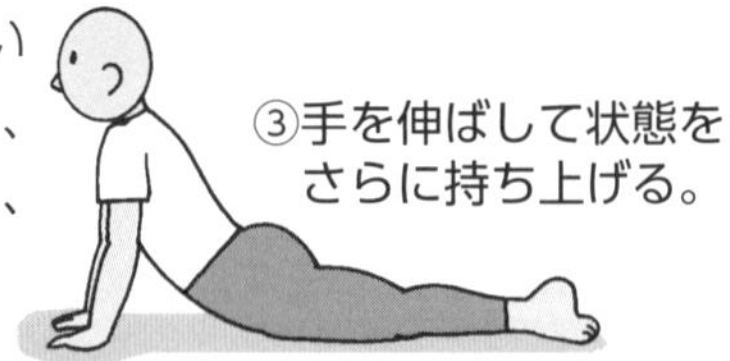
③手を伸ばして状態をさらに持ち上げる。

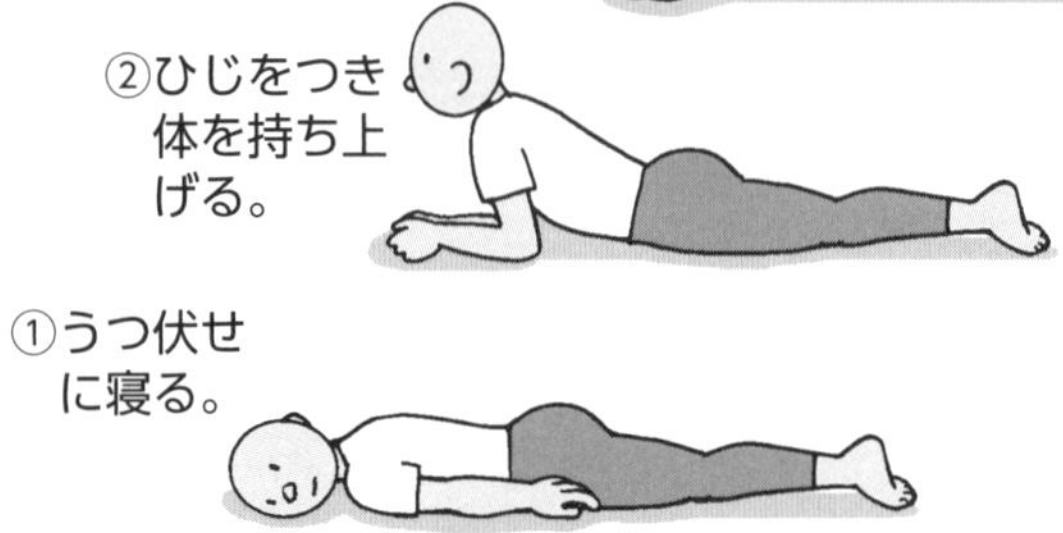

運動療法③腹筋・背筋の筋力増強運動

①あお向けに寝て膝を立てる。膝に手をつけるように体を起こす。

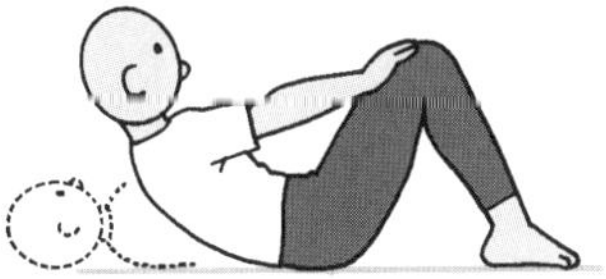

②手をお尻の下に入れ、腹圧をかける。

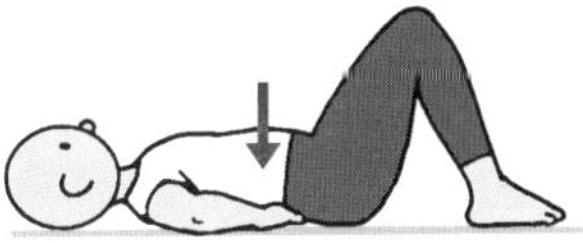

③うつ伏せに寝て、お腹の下に枕などを置く。

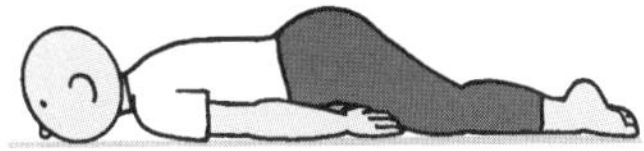

④上体を起こし、5秒ほど静止する。

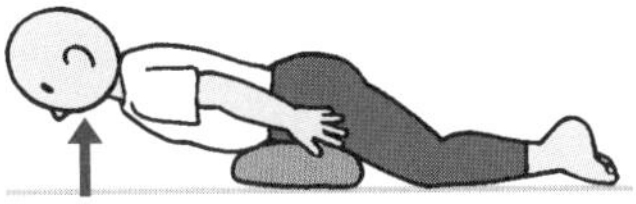

運動療法④体幹筋筋力調整

①四つんばいになる。

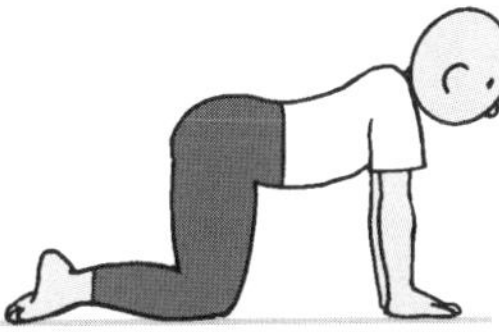

②背を丸めるように持ち上げる。

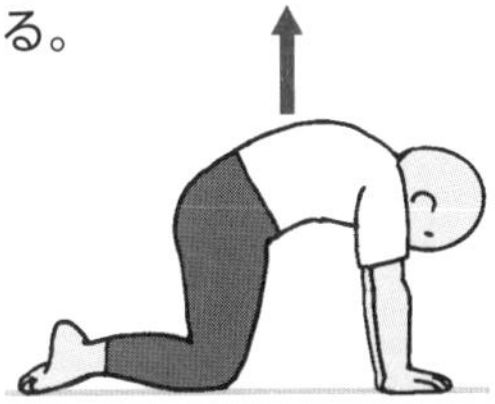

③腕を持ち上げ、5秒ほど静止する(反対側も行う)。

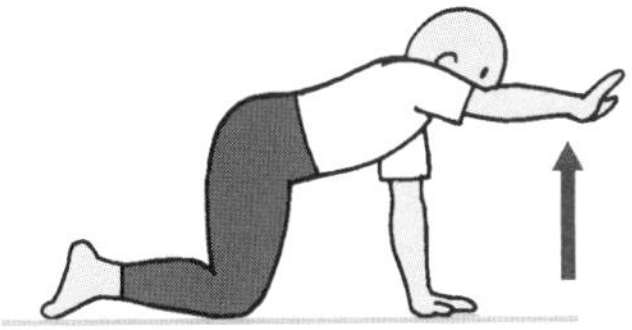

④足を持ち上げ、5秒ほど静止する(反対側も行う)。

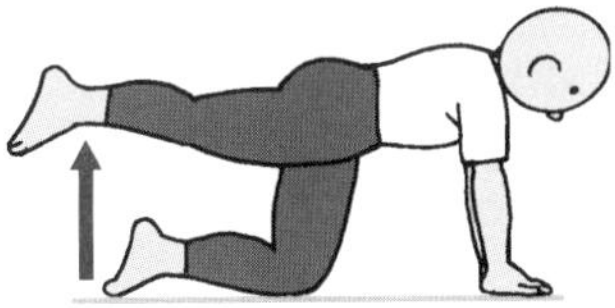

保存療法④日常生活の見直し

ふだんの生活では症状が出にくい姿勢を意識することが大切

●神経をリラックスさせる方法を取り入れる

調理やアイロンがけなどで立ち仕事をするときは、**片足を踏み台に乗せる**と腰椎《ようつい》の神経が緩み、リラックスできます。**椅子に座るときはなるべく深く腰かけ、背中にタオルなどを当ててサポートする**と、足腰がだるくなったり痛んだりするのを防ぐことができます。あお向けになるときも、膝の下に枕やクッション、座布団などを入れると腰の負担が軽くなり、痛みを防ぐことができます。

●歩き疲れたら休む

歩くときは杖や歩行器を使用し、自分のペースでゆっくり歩きます。足腰が痛んだりしびれたりするようなときは、がんばらないで立ち止まって少し前かがみになって休むことが大切です。家の近くに外出するときは、どこにベンチがあるかについて事前に調べておくと役立ちます。座面付きのシルバーカーを利用すれば、どこでも自由に座ることができ便利です。

家の中、外出時の注意点

立ち仕事をするとき

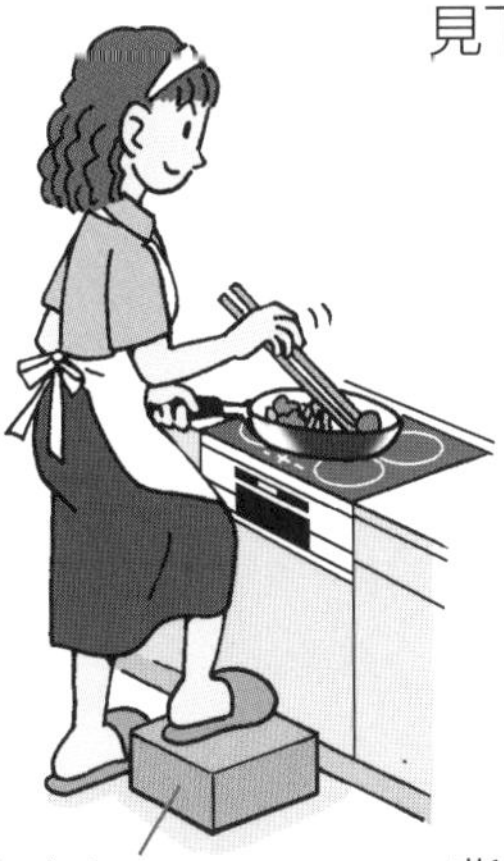

片足を台に乗せる。

デスクワークをするとき

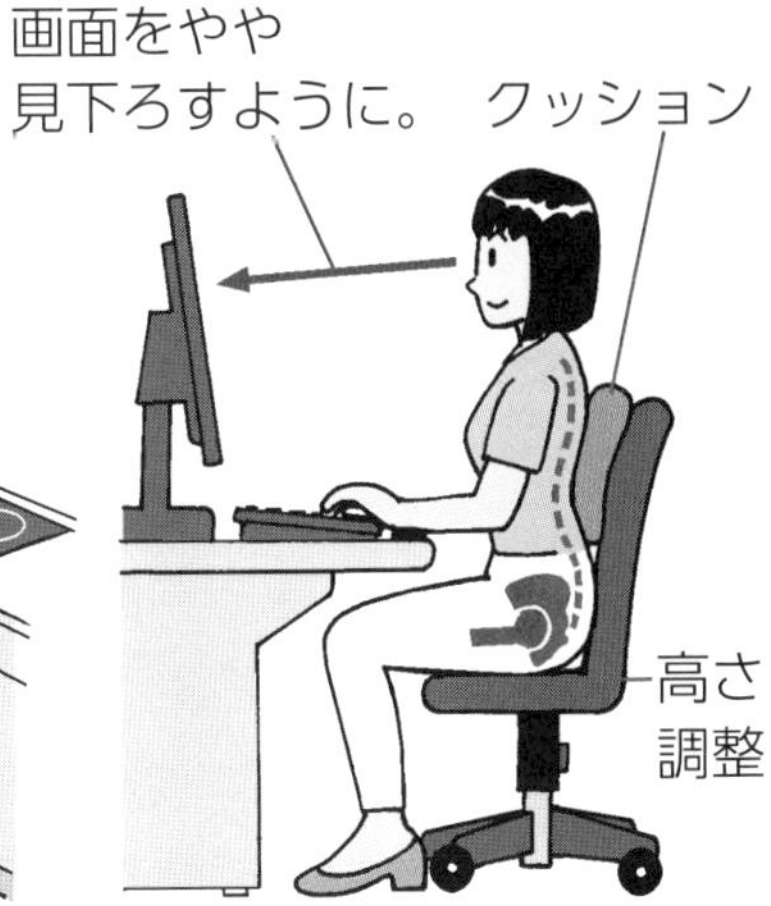
画面をやや見下ろすように。
クッション
高さ調整

背中にクッションなどを入れ、背骨がS状になるようにし、椅子を適正な高さに調整する。

外出するとき

疲れたら前かがみの姿勢で休む。

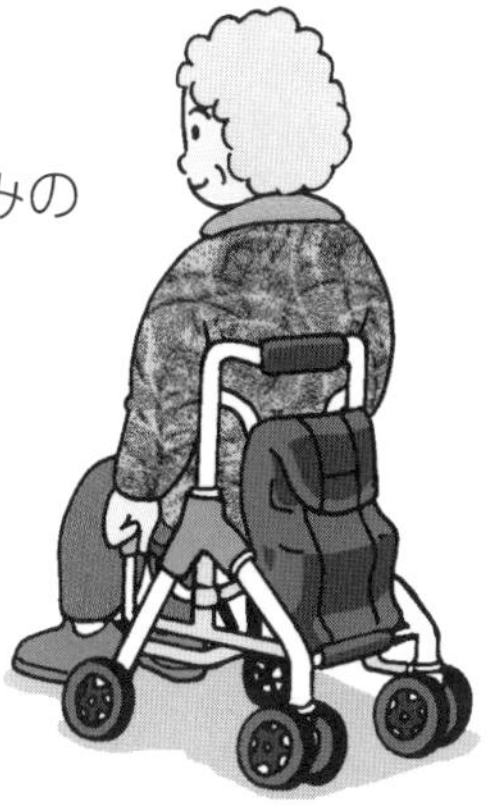

座面付きのシルバーカーを利用すれば座って休める。

●神経を圧迫する姿勢を避ける

立位の姿勢は、脊柱管《せきちゅうかん》が狭くなって神経を圧迫し、時間とともにしびれなどの症状が悪化していきます。座位は、脊柱管に沿った背筋がゆるんで腰椎《ようつい》に負担がかかったり、不安定になったりし、脊柱管を通る神経に影響を与えます。長時間の立位や座位による作業は避け、**適度に姿勢を変えて神経の圧迫を回避**しましょう。

●神経を圧迫する動作を避ける

重い物を運んだり、持ち上げたり、高いところにある物を下ろしたりするなど、足腰を曲げたり、背筋を反らしたり、余分な力を入れたりする動作は、脊柱管内の神経を圧迫します。

重い荷物を持ち運ぶときは、シルバーカーを利用し、重い荷物を持ち上げるときはしゃがんで荷物を引き寄せ「よいしょ」と自分に声をかけて持ち上げるようにします。高いところに置いてある荷物は背伸びをしないで、踏み台などを利用してラクに荷物を下ろせる姿勢をとります。家事などでも、中途半端な姿勢は神経を刺激するので、掃除機なら座って操作する、炊事なら片足を踏み台に乗せて腰を曲げずに作業できる高さで行うなど工夫しましょう。

日常生活で注意したい姿勢・動作

重い物を持ち上げるとき

立ったまま腰を曲げるのではなく、いったん腰を下ろして物を持つ。

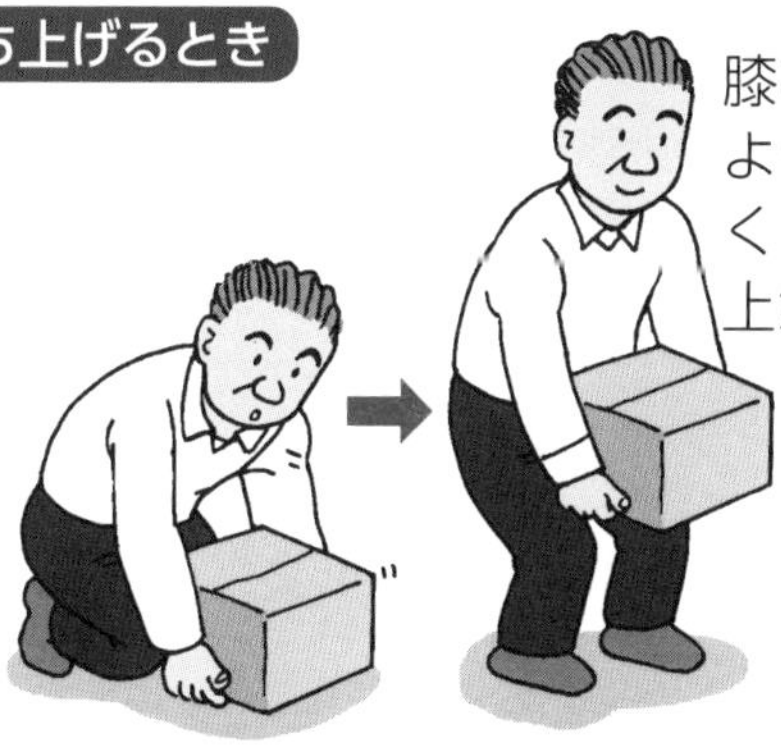

膝を伸ばすようにゆっくりと立ち上がる。

高い所の物を下ろすとき

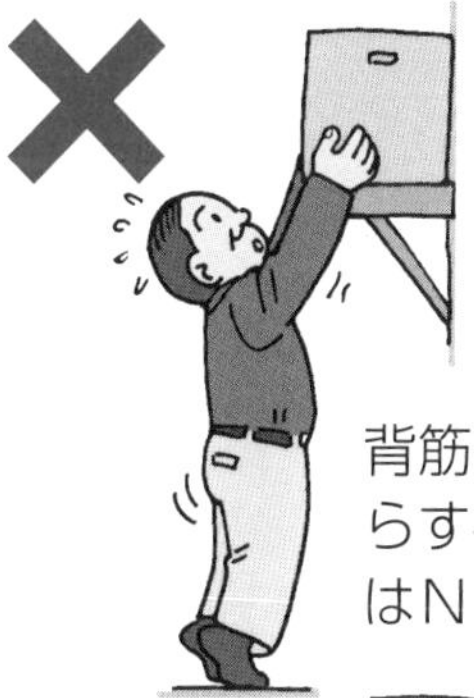

背筋を反らす姿勢はNG。

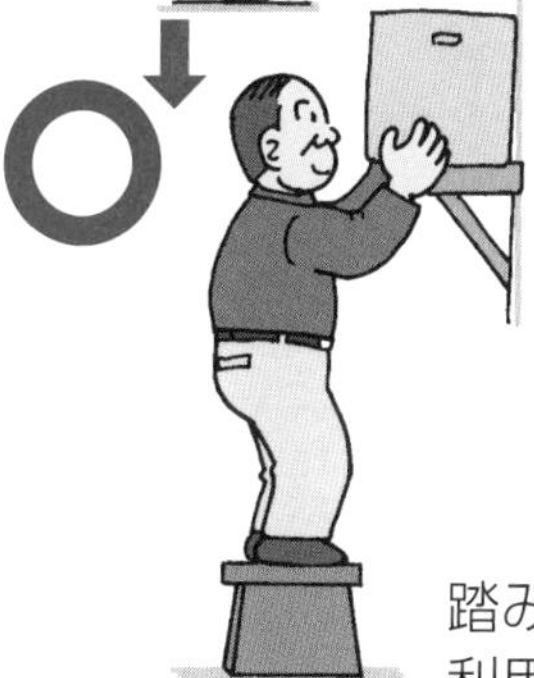

踏み台を利用する。

掃除機をかけるとき

腰を曲げて長時間作業するのはNG。

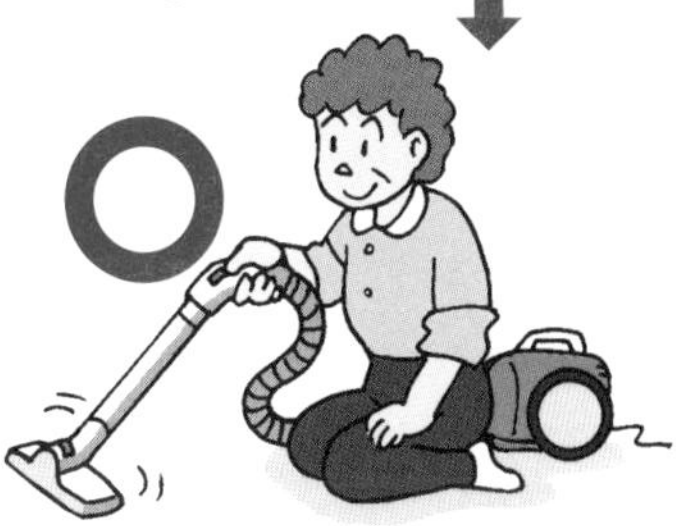

座って作業する。

症状が改善しない場合は手術を行う

手術には除圧術と脊椎固定術がある

脊柱管狭窄症《せきちゅうかんきょうさくしょう》が早期～中期の段階は、①薬物療法、②ブロック療法、③装具療法（コルセットの装着など）、④理学療法などの保存療法を行います。しかし、**数か月たっても症状が改善しない場合や、初診時から重症**で次のような場合は手術が検討されます。

- つま先を上げられない下垂足《かすいそく》、排尿・排便障害などを伴う重症のケース
- 両足の筋力が低下して、生活にも支障をきたしているケース
- 日常生活動作（ＡＤＬ）の制限をきたすほどの間欠性跛行《かんけつせいはこう》がみられ、安静時でも痛みやしびれが起こるケース

除圧術は、脊柱管狭窄の原因となる靭帯《じんたい》や骨などの一部を取り除いて、脊柱管への圧迫を軽減する手術です。最近では、従来の大切開による手術ではなく内視鏡などを用いた低《てい》侵襲《しんしゅう》手術が一般的となってきています。

脊椎固定術は、脊柱管狭窄以外に腰椎《ようつい》変性すべり症などの不安定性がある場合に、除圧術に加えて、自分の骨や金属製のインプラントを用いた脊椎固定を行います。

手術を検討するケース

●つま先が上がらない
(下垂足《かすいそく》である)

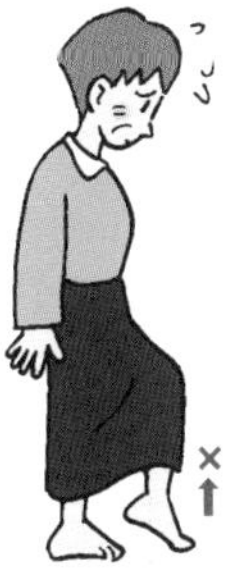

●両足がしびれたり
痛んだりする

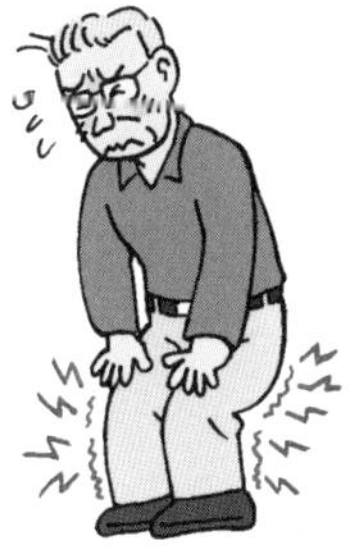

●お尻の周りがしびれる、
ほてる

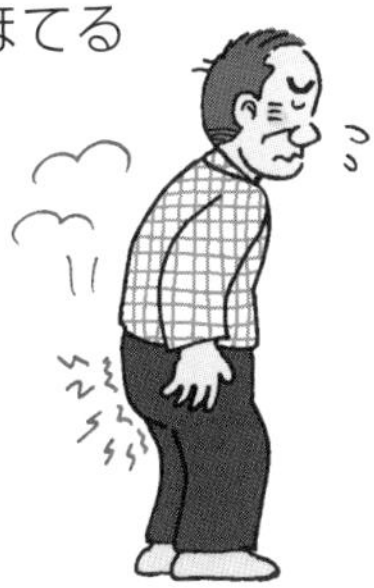

●足裏にしびれがあり、
歩くのがつらい

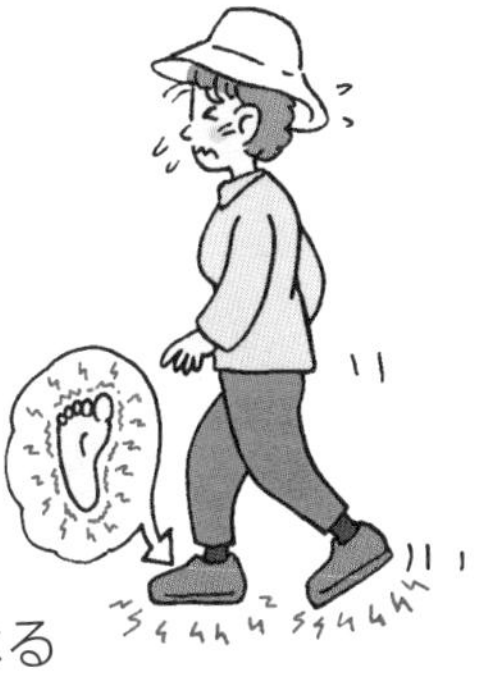

●歩くと尿や便が漏《も》れそうになる

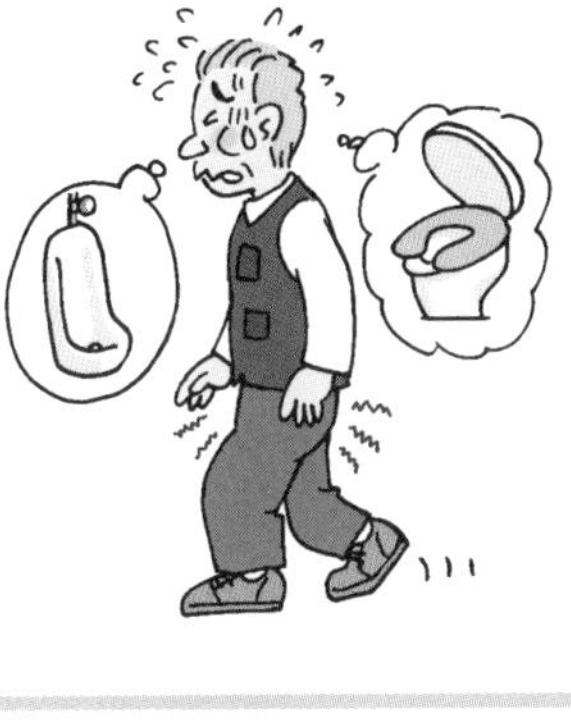

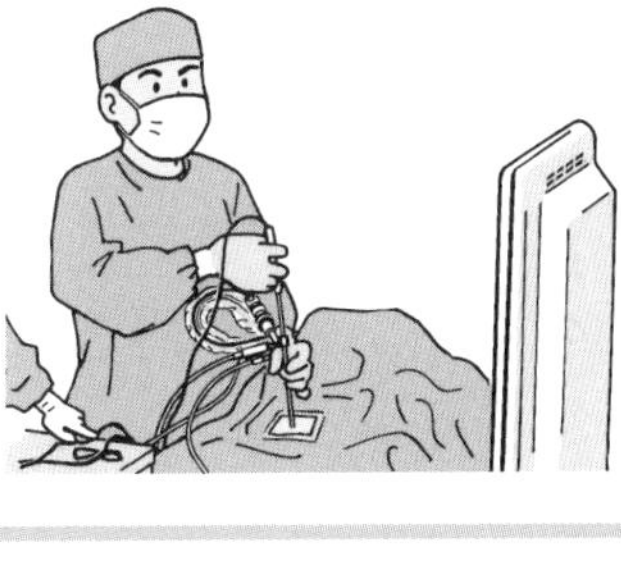

手術①ＰＥＬ（経《けい》皮《ひ》的《てき》内《ない》視《し》鏡《きょう》下《か》脊《せき》柱《ちゅう》管《かん》拡《かく》大《だい》術《じゅつ》）

間欠性跛行や臀部や座骨の痛みやしびれが強い場合に行う

ＰＥＬ（経皮的内視鏡下脊柱管拡大術）は、靭帯《じんたい》や椎骨《ついこつ》、椎間板《ついかんばん》などに囲まれている**脊柱管を広げて神経の圧迫を除く手術**です。**間欠性跛行《かんけつせいはこう》、臀部《でんぶ》・座骨《ざこつ》の痛みやしびれがひどい場合で、手術対象部位が1か所の場合**に行います。

患者さんは、全身麻酔《ますい》または硬膜外《こうまくがい》麻酔のもと、うつ伏せの状態で手術を受けます。まず、腰部の真ん中を皮膚切開して腰椎《ようつい》の後方に付着している筋肉をはがします。次いで、直径7～8㎜の内視鏡を脊柱管内に挿入し、肥厚《ひこう》している黄色靭帯《おうしょくじんたい》やとび出している骨や椎間板を除去し、脊髄神経《せきずいしんけい》を含む硬膜の圧迫を改善します。

手術時間は、おおむね1～3時間です。術後は、創部《そうぶ》ドレナージという排液用の管を体内に留置しますが、体への負担が少ない手術のため、**1～2日で退院でき、日帰りの手術も可能**です。自費診療で、一部健康保険が適用されます（当院の場合）。

手術のリスクとしては、術後血腫《けっしゅ》、感染、神経損傷などが考えられますが、翌日の診察を含め、定期的にチェックして必要に応じて処置をするので、心配はいりません。

PEL(経皮的内視鏡下脊柱管拡大術)

PEL：脊柱管《せきちゅうかん》を広げて神経の圧迫を除く手術。

説明

対象者

症状が強く、手術の対象部位が１か所の人。

中度～重度

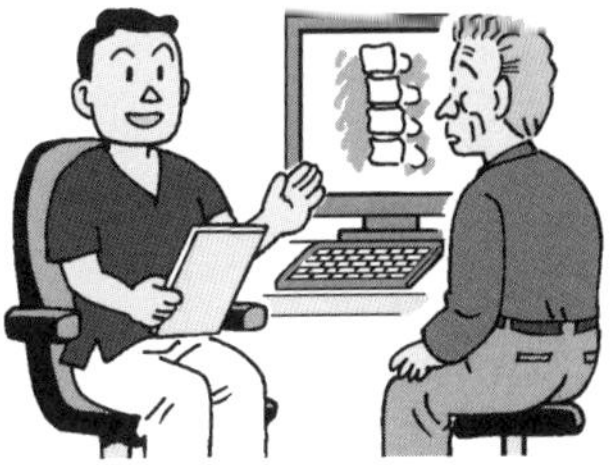

手術

方法

直径７～８㎜の内視鏡を脊柱管内に挿入し、靭帯《じんたい》や骨、椎間板《ついかんばん》を一部除去する。手術時間は１～３時間。

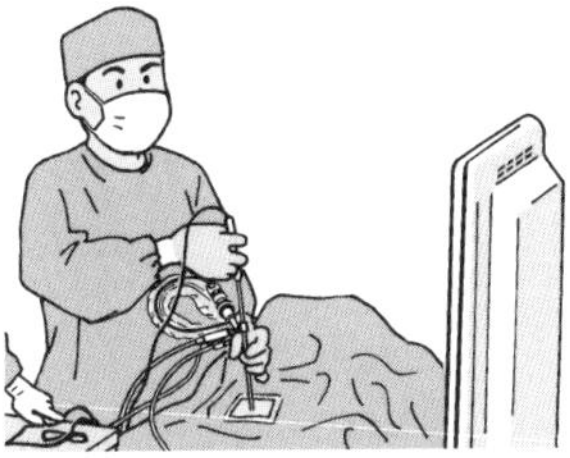

退院

術後

体の負担が少ないため１～２日で退院できる(日帰りも可能)。

自費診療(一部保険適用)

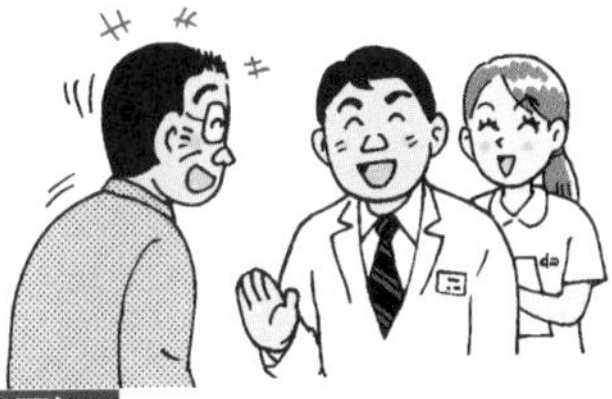

手術②MEL（脊《せき》椎《つい》内《ない》視《し》鏡《きょう》下《か》脊《せき》柱《ちゅう》管《かん》拡《かく》大《だい》術《じゅつ》）

お尻や大腿部に痛みやしびれが生じる神経根型に行う

ＭＥＬ（脊椎内視鏡下脊柱管拡大術）は、ほとんどすべての脊柱管狭窄症《きょうさくしょう》の方が対象になります。脊柱管を拡大し、**神経根《しんけいこん》への圧迫を除くことによって症状が改善**します。

手術は全身麻酔《ますい》のもとに、患者さんはうつ伏せの状態で行います。まず、皮膚切開をして、腰椎《ようつい》の後方に付着している筋肉をはがします。次いで、内視鏡を脊柱管後方に設置して肥厚《ひこう》している黄色靭帯《おうしょくじんたい》やとび出している椎間板《ついかんばん》を除去し、神経根への圧迫を除きます。

手術時間は1～3時間、内視鏡挿入による傷跡は18～20㎜です。従来の切開手術と比べても**傷跡は小さく、術後の痛みは軽く、細菌感染のリスクは小さく、日常生活への復帰も早く、入院日数は4～7日と短いのがメリット**です。自費診療で、一部健康保険が適用されます（当院の場合）。

PELやMELは脊柱管の圧迫を取り除く除圧術で、圧迫を解放して痛みやしびれを改善する手術法です。狭窄以外にすべり症などの症状がある場合は、脊椎固定術が必要になる場合があります。

MEL（脊柱内視鏡下脊柱管拡大術）

MEL：神経根《しんけいこん》への圧迫を除く手術。

説明

対象者

ほとんどすべての脊柱管狭窄症《せきちゅうかんきょうさくしょう》の人。

中度～重度

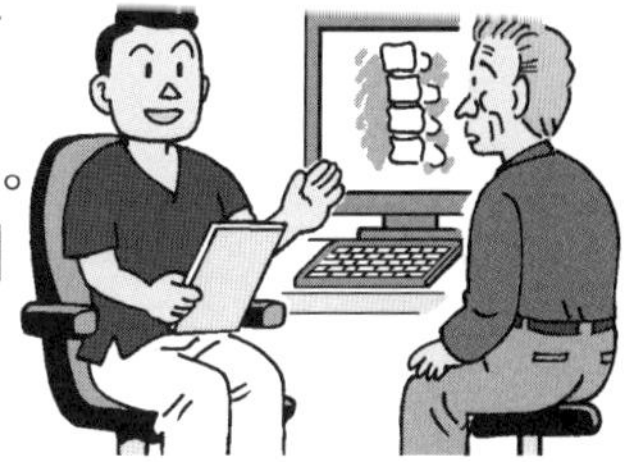

手術

方法

内視鏡を脊柱管後方に設置し、靭帯《じんたい》や椎間板《ついかんばん》を一部除去する。手術時間は1～3時間。

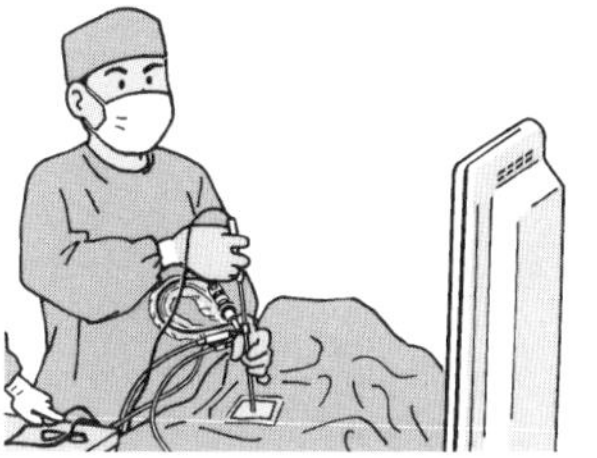

退院

術後

傷跡は18～20㎜と小さく、入院は4～7日と短い。

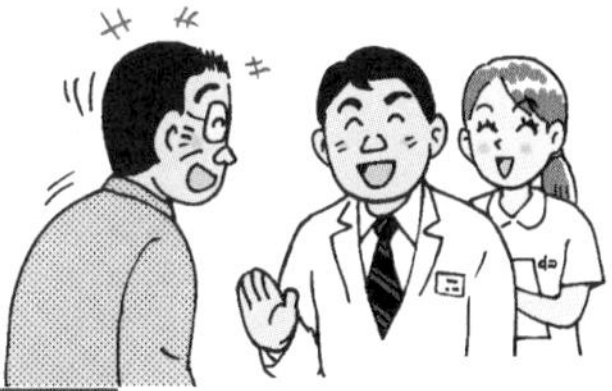

自費診療（一部保険適用）

手術③エピドラ（仙《せん》骨《こつ》鏡《きょう》視《し》下《か》神《しん》経《けい》癒《ゆ》着《ちゃく》剥《はく》離《り》術《じゅつ》）

神経の癒着を除いて痛みやしびれを除く

エピドラ（仙骨鏡視下神経癒着剥離術）は、早期〜中期の脊椎管狭窄症《せきついかんきょうさくしょう》の場合や、1か所だけでなく数か所に狭窄が生じる**多発性脊柱管狭窄、手術後神経癒着症候群《しんけいゆちゃくしょうこうぐん》に行われる手術**です。神経の周辺を掃除して癒着を除きます。

患者さんはうつ伏せになり、尾骨《びこつ》先端の仙骨裂孔《せんこつれっこう》から局所注射による麻酔《ますい》を行い、造影剤を注入して流れをチェックします。癒着部位を確かめてから、直径約2㎜の内視鏡を仙骨裂孔に挿入し、硬膜外腔《こうまくがいくう》を掃除します。

手術後、造影剤は硬膜外腔をきれいに流れるようになります。**神経のまわりの癒着もとれ、神経への圧迫がなくなり可動もよくなります**。

手術時間は癒着の個数によって異なります。手術そのものは1泊の入院ですむ簡単なものですが、リスクとしては、術後血腫《けっしゅ》、感染、神経損傷、血栓症などがあげられます。しかし、きちんとしたリスク管理を行えばまず心配はいりません。

手術は**自費診療**となります（当院の場合）。

エピドラ(仙骨鏡視下神経癒着剥離術)

エピドラ：神経の周辺を掃除して癒着《ゆちゃく》を除く手術。

説明

対象者

狭窄《きょうさく》が数か所に生じる多発性脊柱管《せきちゅうかん》狭窄《きょうさく》、手術後神経癒着症候群の人。

早期〜中期

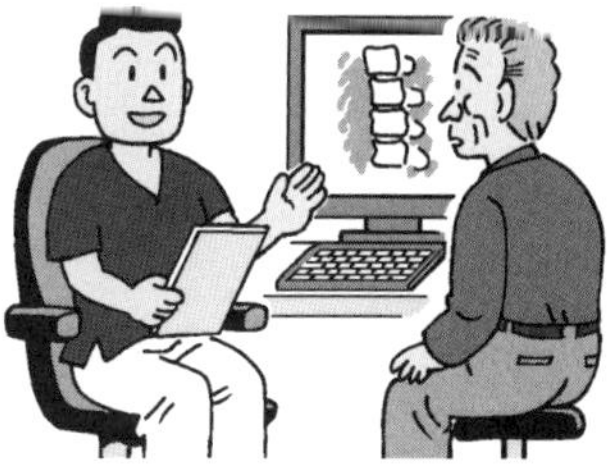

手術

方法

癒着部位を確かめ、直径２㎜の内視鏡を仙骨裂孔《れっこう》に挿入し、硬膜外腔《こうまくがいくう》を掃除する。

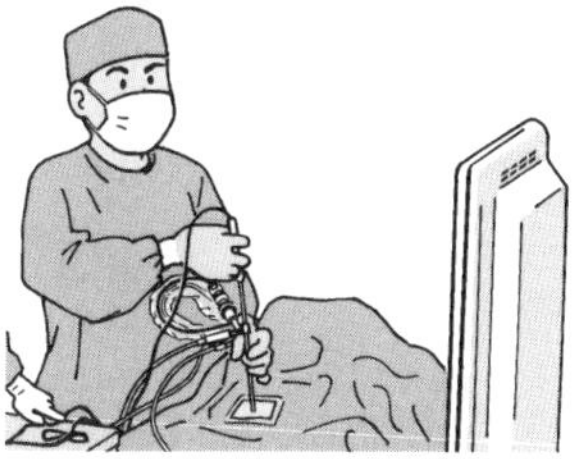

退院

術後

入院は１泊ですむ。

自費診療

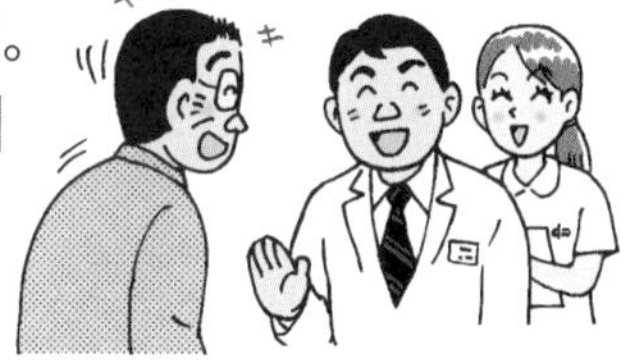

翌日には歩行訓練・リハビリを開始する

リハビリでは衰えていた筋力の回復トレーニングを行う

脊柱管狭窄症《せきちゅうかんきょうさくしょう》の手術の多くは、**日帰り～3日の入院ですみ**ます。医学的な問題がなければ、手術の翌日から歩行訓練やリハビリ、生活指導などがはじまります。筋力や体力は2～3日も横になっていると衰えてくるので、できるだけ早くスタートします。

●歩行訓練

1日数回のスケジュールが組まれ、最初は理学療法士が付き添っての訓練がはじまります。手術後、不快症状は軽減し、時には完治することも多いのですが、歩行訓練をはじめてしびれや痛みが残っていないか、疲れは生じないかなどを確かめ、神経の働きをチェックしていきます。

●リハビリ

筋力が弱っている場合や関節の動きがスムーズでない場合、体のバランスがとれない場合は、リハビリによって筋力の増強を行います。

足腰が不安定な場合は、コルセット(補助具)を着用することもあります。

歩行訓練とリハビリ

歩行訓練

理学療法士が付き添って歩行訓練をスタート。

しびれや痛みをチェックする。

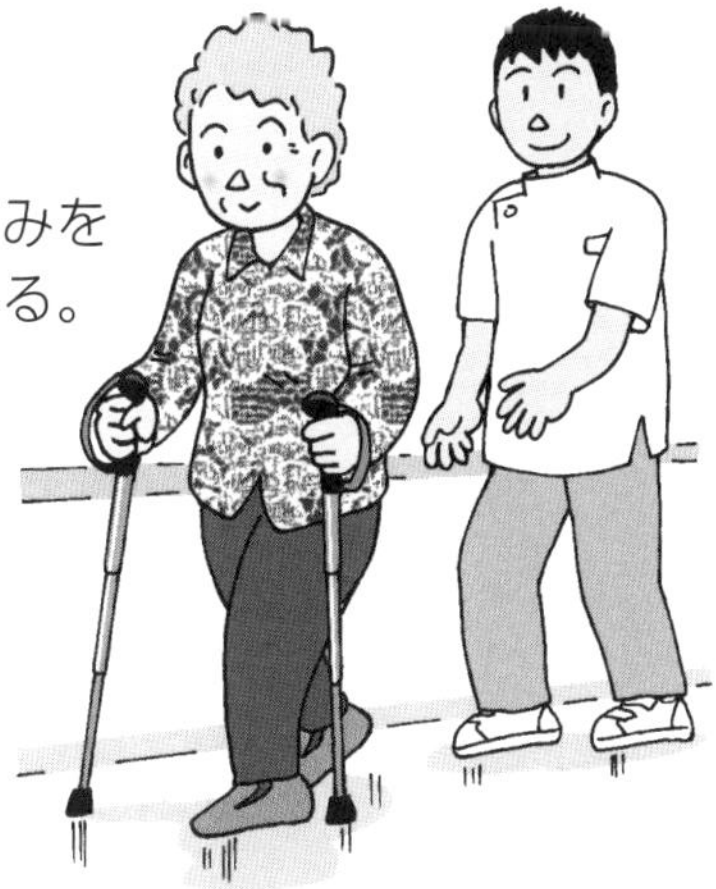

リハビリ

自転車こぎ

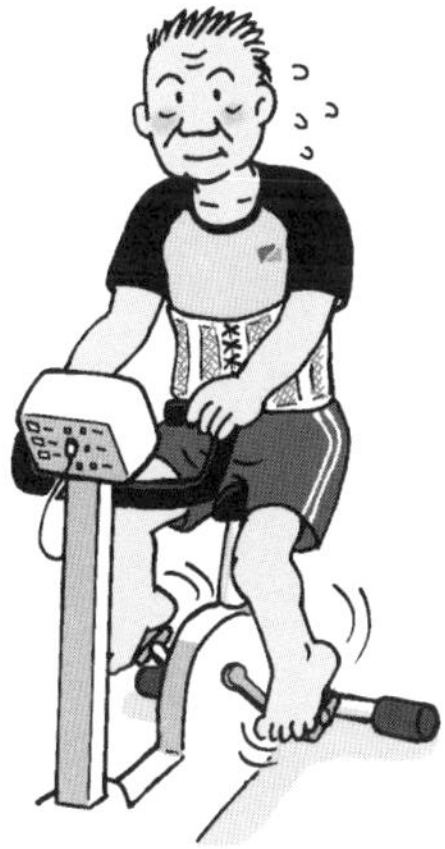

筋トレ

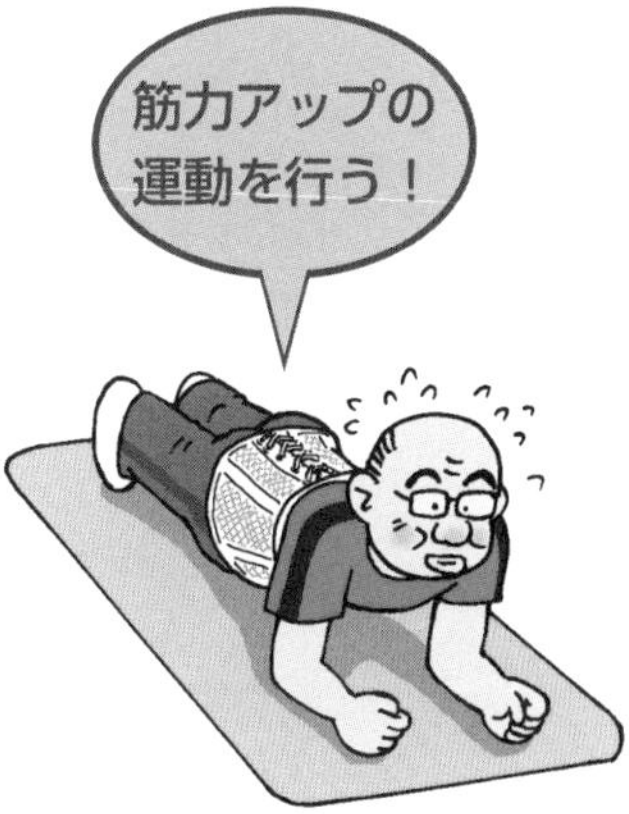

入院期間は、経過観察の時期です。手術による後遺症などがあればこの時期に治療します。症状が改善すれば退院になります。退院後は定期的な診察はありますが、リハビリは通常、病院では行いません。**自宅でセルフケアする**ことになります。

●術後に起こりやすい症状

【こむら返り】筋肉をコントロールする神経の働きが悪い場合に生じます。寝る前にたっぷり水分をとり、こむら返りが起きたら、足指を手で持って腹部に引き寄せるように引っ張ります。

【足裏のしびれ】馬尾《ばび》型の場合にみられる症状です。手術をしても8割近くの人に、じっとしていてもしびれるという症状が残ります。

【腰痛】腰痛は脊柱管狭窄症《せきちゅうかんきょうさくしょう》の中心的な症状ではなく、椎間板《ついかんばん》ヘルニアやすべり症などを罹《り》患《かん》していた場合に起こります。ストレスや生活習慣で腰痛が生じることもあります。理学療法（温熱療法・電気刺激療法・牽引《けんいん》療法など）、生活の改善など、慢性腰痛症の治療を行います。

【その他の症状】吐き気・頭痛をはじめ、足腰のしびれや痛み、筋力低下、排尿・排便障害などがみられるときは、すぐに医師に報告するようにします。

術後のこんな症状に注意！

こむら返り

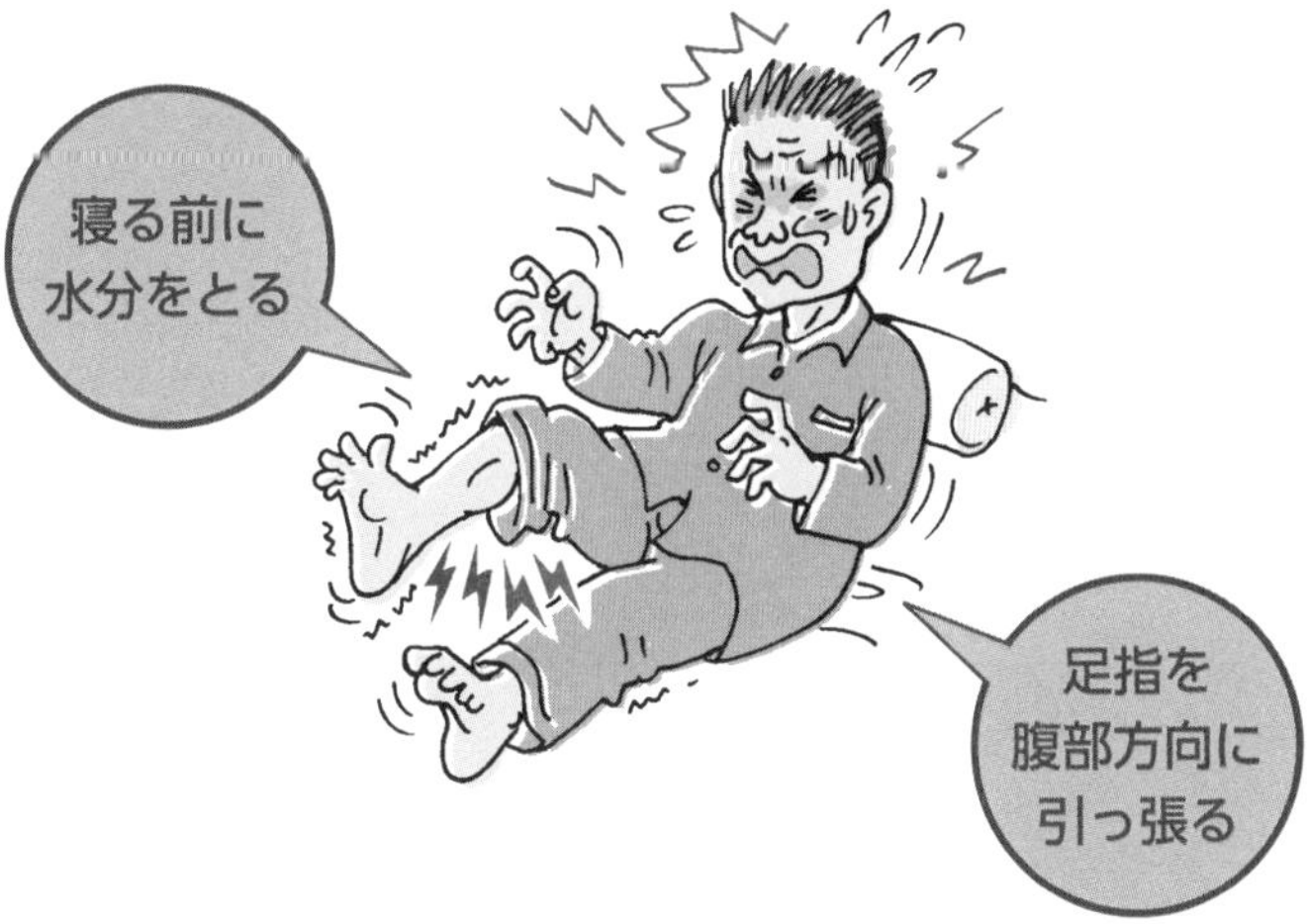
寝る前に
水分をとる
足指を
腹部方向に
引っ張る

排尿・排便障害　　足裏のしびれ

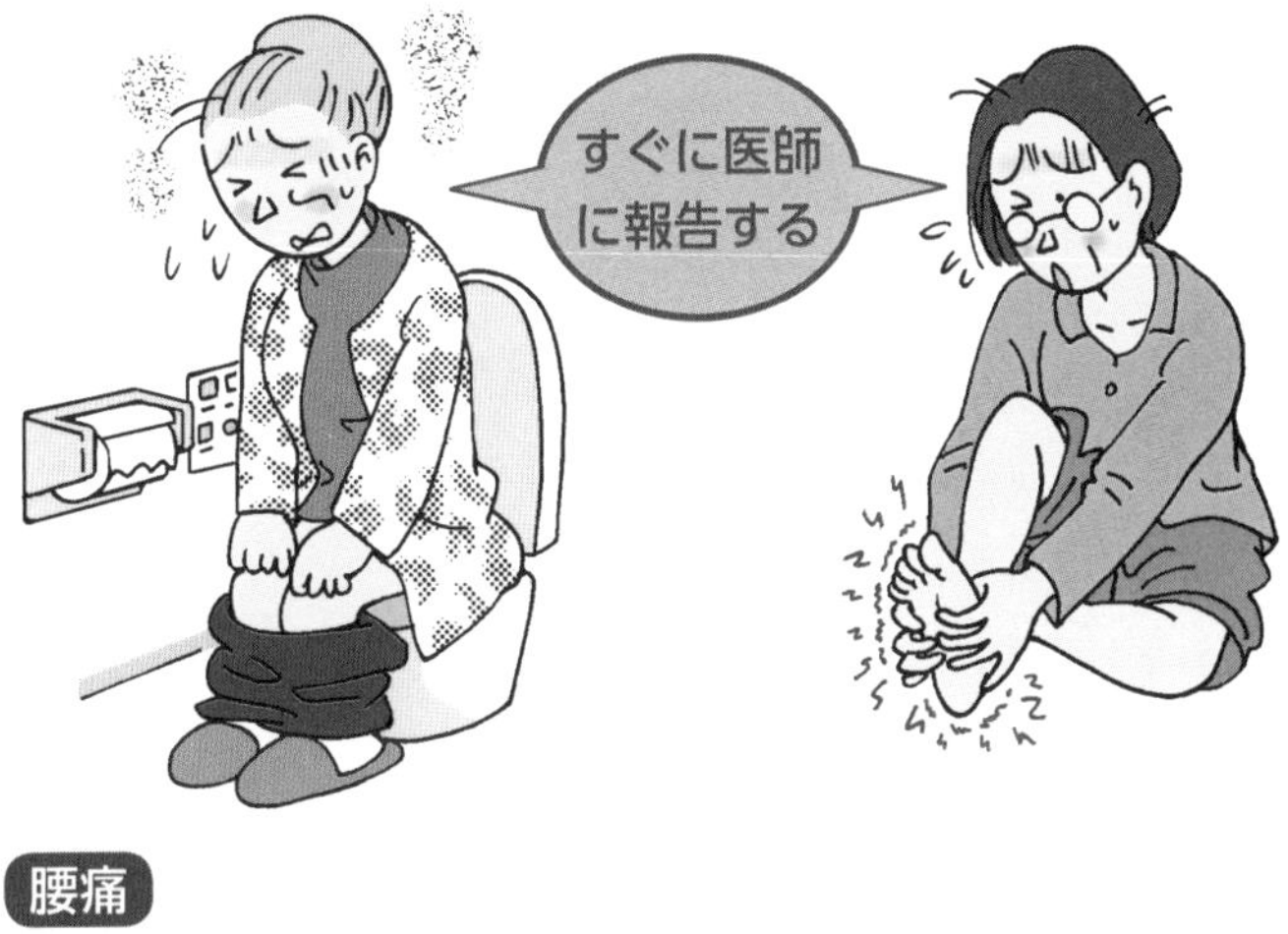
すぐに医師
に報告する

腰痛

温熱療法などの理学療法、姿勢などの生活改善を行う。

QOL改善を目指すために手術を行う

最近の手術は切開手術から内視鏡手術に変わった

脊柱管狭窄症《せきちゅうかんきょうさくしょう》の治療では、保存療法で改善されない場合に手術療法が検討されます。最近では、**大切開手術は減り、内視鏡などを用いた低侵襲《ていしんしゅう》手術**が増えています。低侵襲手術のメリットは、**①人体への負担が少ない、②出血量も少ない、③手術時間・入院期間が短い、④術後感染などのリスクもおさえられる**など、よい結果をもたらしています。

それでも、内視鏡を挿入して、実際に靭帯《じんたい》や椎間板《ついかんばん》などを一部切除することから、不安を感じる患者さんは少なくありません。しかし、いつまでも痛みやしびれ、歩行の不自由さにうつうつとして家にこもっていては症状が改善するはずもありません。病気を克服するための手術は、**QOL（生活の質）を改善するために行う**のです。

なお、腰部脊柱管狭窄症には3つのタイプがあることは前述しました。馬尾神経《ばびしんけい》が通るところの脊柱管が狭くなる馬尾型は、神経根《しんけいこん》型のように脊柱管の1か所だけではなく複数の神経根が影響を受けていることが多いので、保存療法では改善せず、早めの手術が必要になります。

第3章

脊柱管狭窄症の予防法

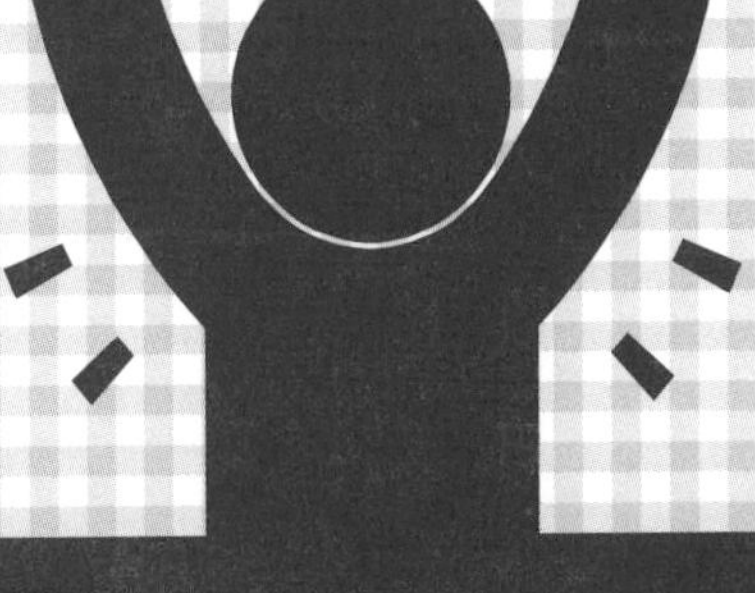

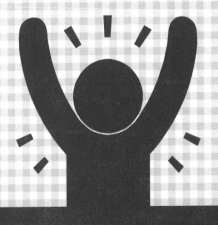

骨や筋肉を鍛えて丈夫な背骨をつくる

脊柱管狭窄症はトレーニングや生活の工夫で予防することが可能

脊柱管狭窄症《せきちゅうかんきょうさくしょう》は、加齢や労働などで脊柱管を支えている骨や筋肉・靭帯《じんたい》などの変性が原因で起こります。また、脊柱管狭窄症の患者さんは、加齢が原因の骨粗鬆症《こつそしょうしょう》や脊椎すべり症などを併発していることも少なくありません。脊柱管狭窄症を予防するためには、**日常生活を見直したり、骨や周囲の筋肉を丈夫に保ったりすることが必要**です。

日常生活では、次の点に注意することが大切です。

●姿勢を正す

背骨に負担になるような姿勢は改めましょう。腰が反り返るような姿勢を長く続けていると、脊柱管狭窄の要因になります。

●歩き方を工夫する

腰をまっすぐ伸ばして歩くと神経の圧迫が強まるので、前かがみの姿勢で歩くようにします。杖をつく、シルバーカーを押すなどして腰をかがめるようにすると比較的ラクに歩くことができます。

脊柱管狭窄症を予防するためには

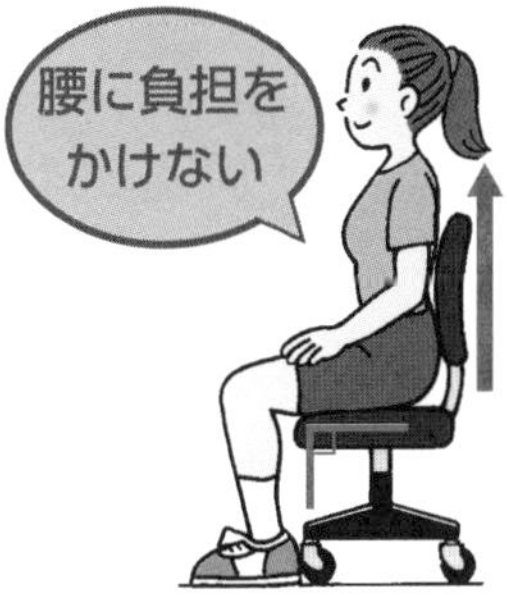

姿勢を正す。

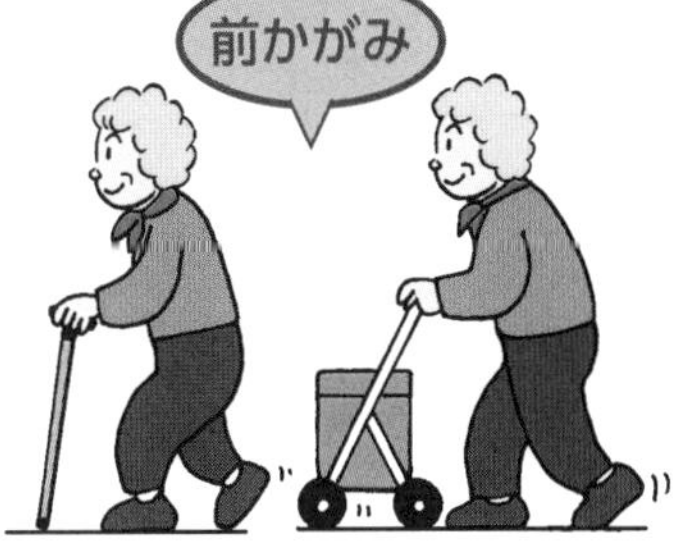

歩き方を工夫する。

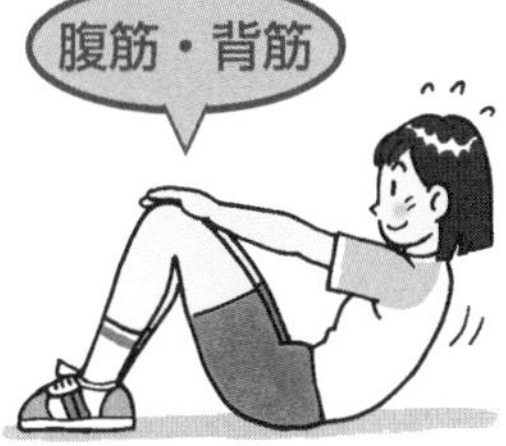

筋トレを行う。

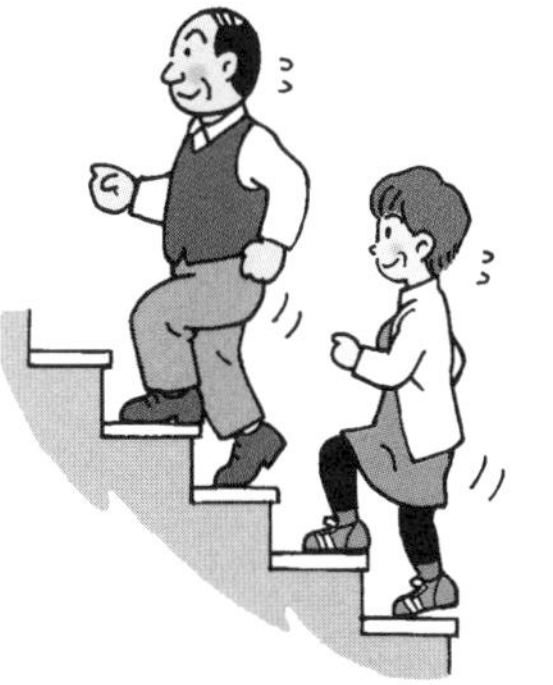

運動不足を解消する。

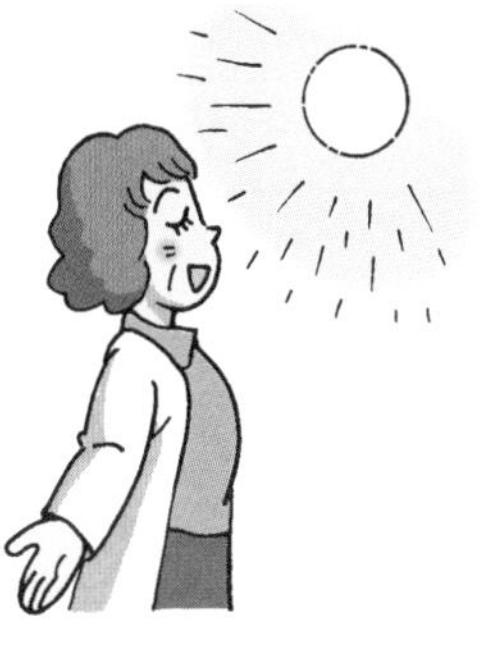

日光浴をする。

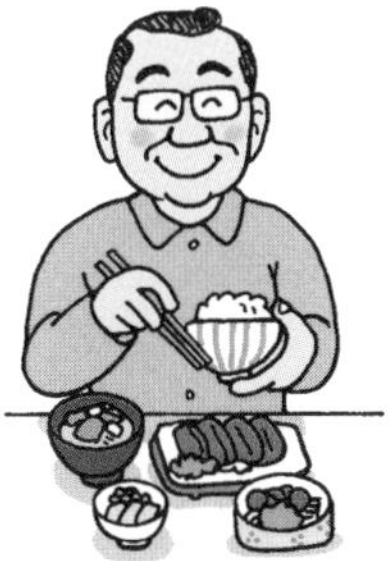

バランスのとれた食事を心がける。

●筋トレを行う

腰椎《ようつい》の負担を軽減するためには、腹筋と背筋を強化することが重要です。無理のない筋トレを行うことで、背骨を安定させましょう。

●運動不足を解消する

骨は負荷がかかるほど丈夫になるといわれます。骨に適度な刺激を与え、骨の細胞を活性化するためには運動が重要です。ウォーキングなどの軽い運動のほか、階段の利用、手足を十分に使った家事作業などで運動不足を解消しましょう。

●1日15～30分日光浴をする

できるだけ戸外に出て日光に当たり、骨を丈夫にするビタミンDを吸収しましょう。安全面を考慮すると、散歩が適しています。

●転倒などの事故に注意する

脊柱管狭窄症《せきちゅうかんきょうさくしょう》は高齢の方に多く発症します。とくに高齢者はわずかな段差にも注意し、室内・室外での転倒事故に注意しましょう。

●バランスがとれた食事をする

カルシウム、たんぱく質、ビタミンD・Kの摂取も必要です。

ロコモと脊柱管狭窄症の関係

ロコモティブシンドローム（ロコモ）は、加齢に伴う筋力の低下や病気などによる運動器の衰える現象で、脊《せき》柱管狭窄症《ちゅうかんきょうさくしょう》が原因のことがあります。

次のチェック表の当てはまるものに✓点を入れてみましょう。1つでも当てはまるときはロコモの可能性があります。

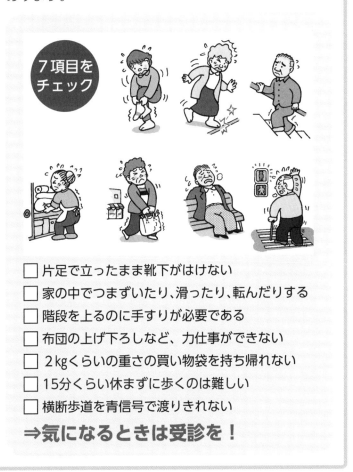

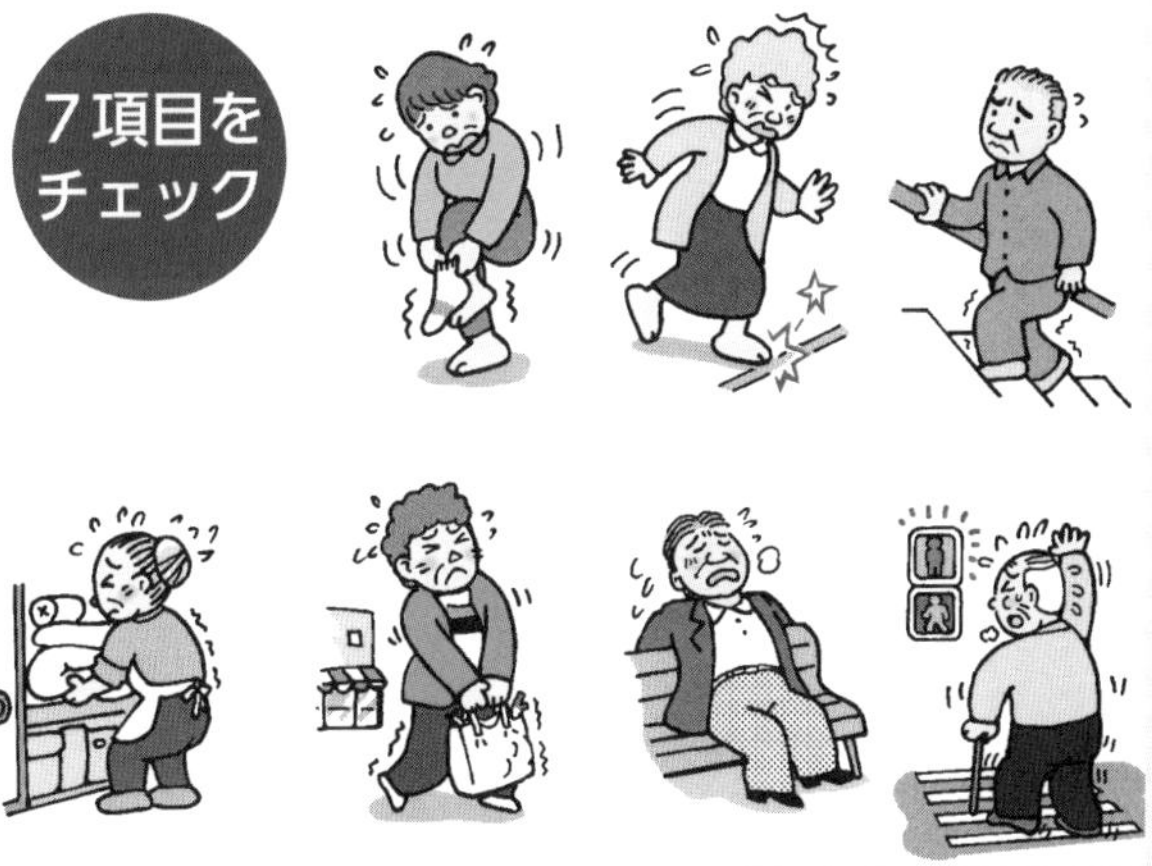

- □ 片足で立ったまま靴下がはけない
- □ 家の中でつまずいたり、滑ったり、転んだりする
- □ 階段を上るのに手すりが必要である
- □ 布団の上げ下ろしなど、力仕事ができない
- □ 2kgくらいの重さの買い物袋を持ち帰れない
- □ 15分くらい休まずに歩くのは難しい
- □ 横断歩道を青信号で渡りきれない

⇒気になるときは受診を！

予防法①姿勢を正す

反り腰は脊柱管狭窄症を引き起こす要因になる

高齢になると、**自分では気づかないうちに姿勢が変化**してきます。筋力が低下してくると正しい姿勢を維持するのがきつくなり、ラクな姿勢になりがちです。

かかととお尻を壁に押し付けて立ってみると、頭と壁の間にすき間ができて、背中は丸くなって前かがみの姿勢になったり、無理に姿勢を正そうとして後頭部を反らすと腕を後ろに投げ出す格好になり、胸を突き出し、背中と壁の間に大きなすき間がある姿勢になったりします。**耳たぶ―肩の峰―外くるぶしが一直線になるのがバランスのよい理想的な姿勢**です。

姿勢でいうと、**反り腰**には注意が必要です。反り腰は腰椎《ようつい》の前彎《ぜんわん》(前方凸の彎曲)が強くなる状態です。腰椎の前彎が強くなることで背骨が変形し、脊柱管が狭くなり、中を通る神経を圧迫するのです。反り腰は、腹筋や背筋の筋力低下によって起こります。

姿勢の変化は、体内で骨や関節、筋肉や靭帯《じんたい》が老化しはじめているといえるでしょう。1か月に1回は、姿勢のチェックが必要です。

反り腰は脊柱管狭窄症の要因

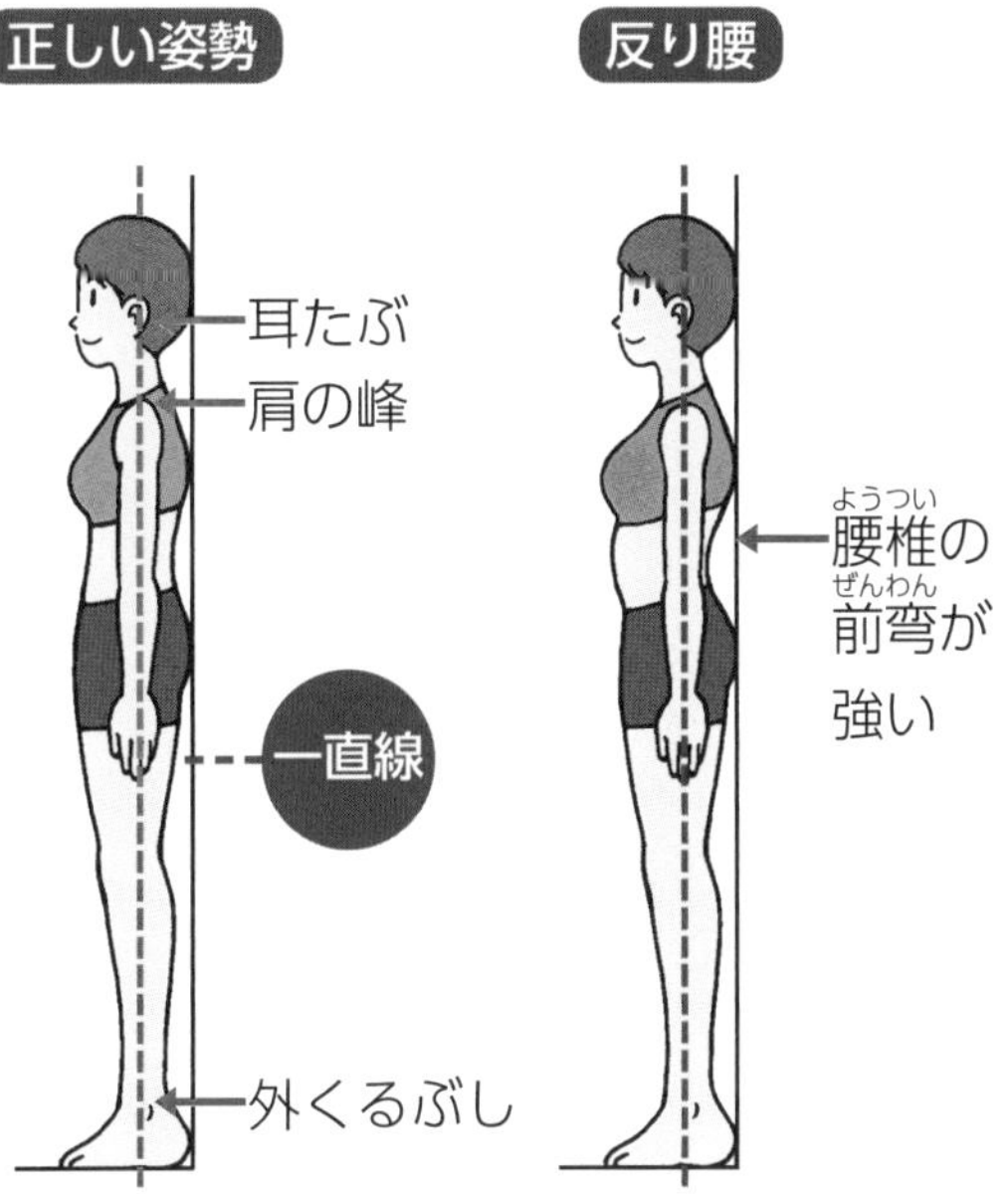

反り腰のセルフチェック法

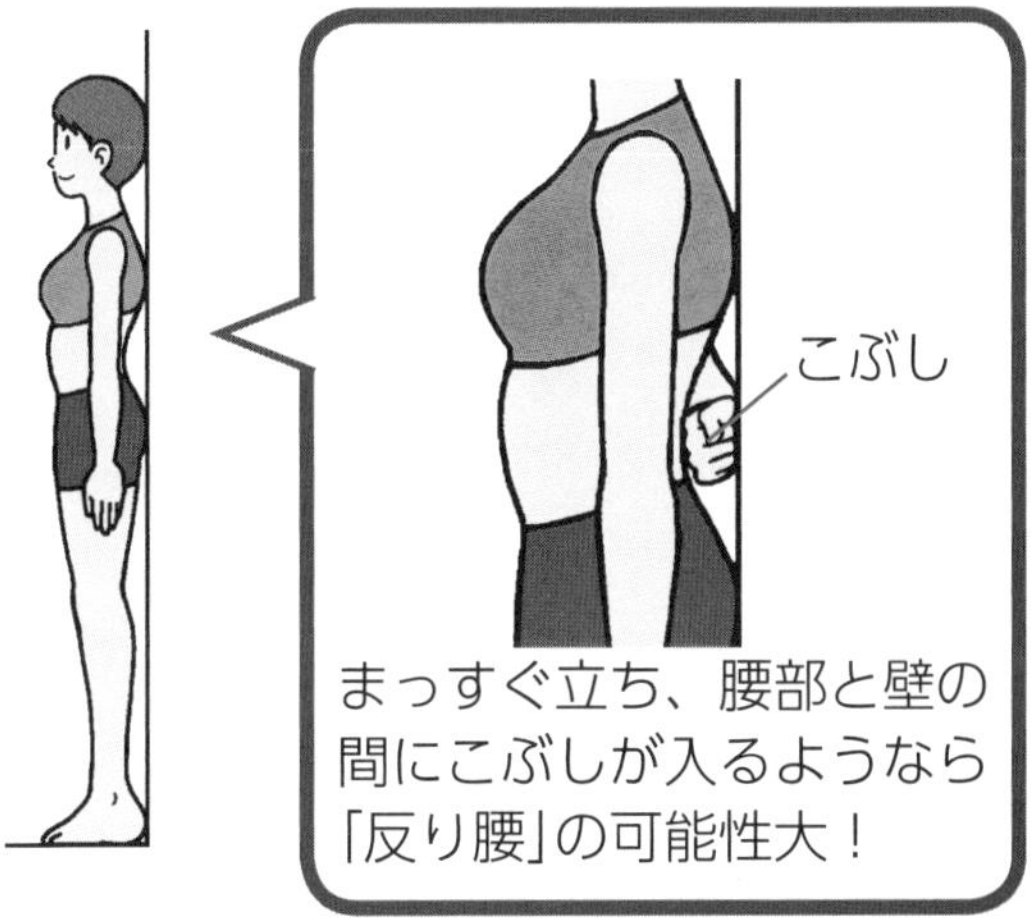

予防法②手軽な全身運動を行う

散歩やウォーキングは手軽にできる全身運動

年齢を重ねると、一般的に「歩くと疲れる」「歩くのがつらい」という状態になります。ですが、健康を維持するためには、適度に体を動かすことが大切になります。これは、脊椎《せきちゅう》管狭窄症《かんきょうさくしょう》の場合も同様です。日常生活動作（ＡＤＬ）が衰えて寝たきりにならないように行う**手軽な全身運動といえるのが、散歩やウォーキング**です。自分の足で歩ける、動けることが重要なのです。

毎日30分〜1時間、高齢の場合は1日4000〜6000歩を目標に、自分のペースで家の周囲を歩いてみましょう。**最初は1000歩くらいから気楽に歩くことからスタート**し、犬の散歩を兼ねて歩くのもよいでしょう。

大切なことは、相手のペースに合わせるのではなく、**自分のペースで歩く**ことです。飽きてきたら散歩のルートを変えてみると、四季に応じていろいろな発見ができ、気持ちもリフレッシュできます。注意すべきことは、身動きしやすい服装で、履き慣れた靴で、脱水を避けるために水筒を持参し、30分に1度は給水しましょう。

手軽にできる運動

ウォーキング

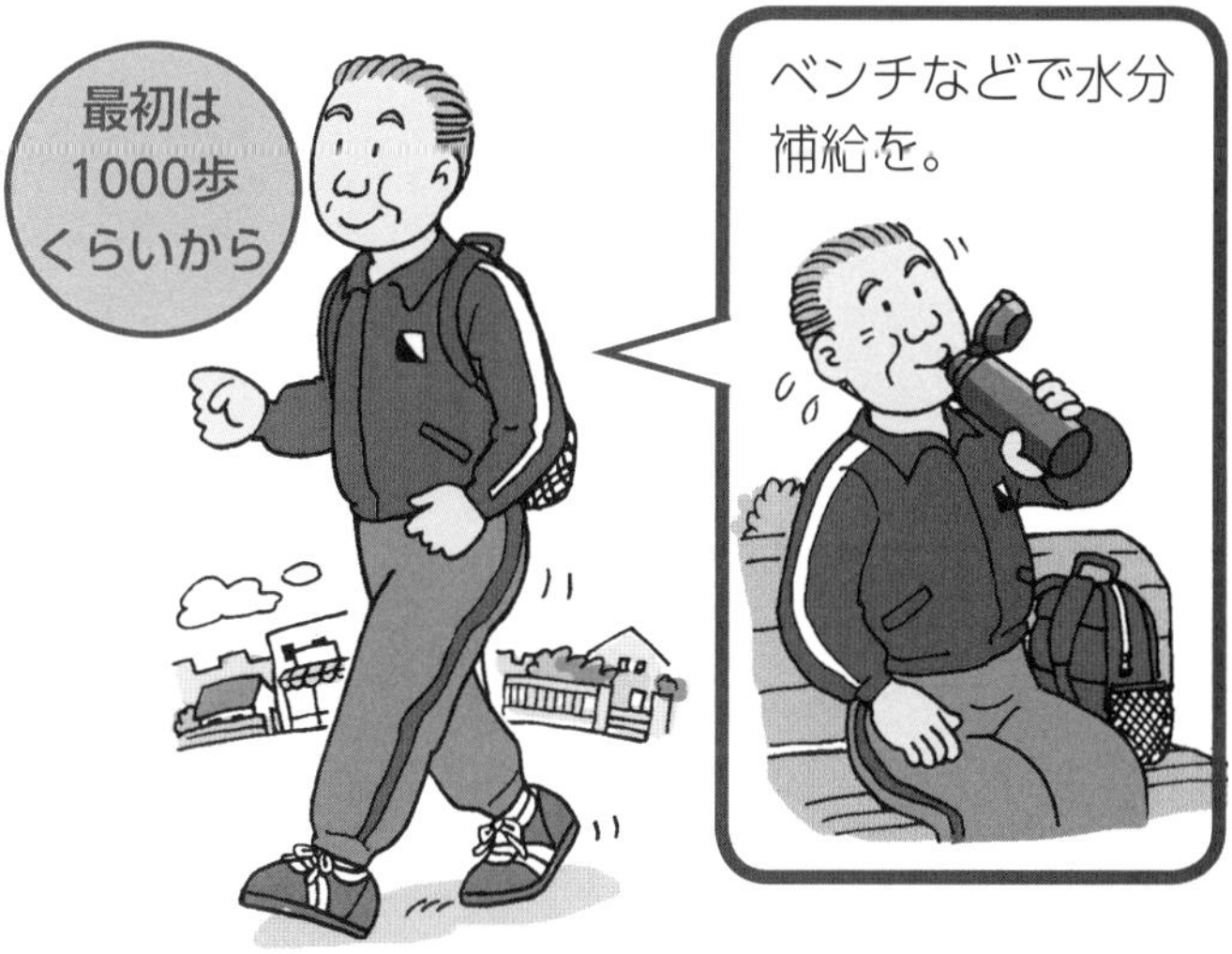
最初は
1000歩
くらいから
ベンチなどで水分
補給を。

軽い体操

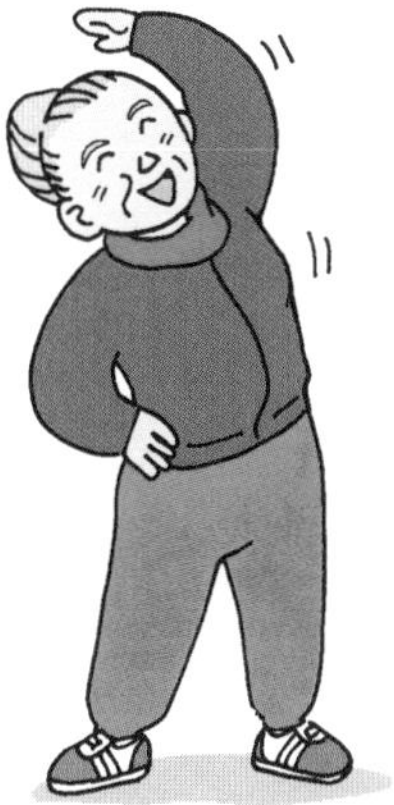

動きやすい服装で。

散歩

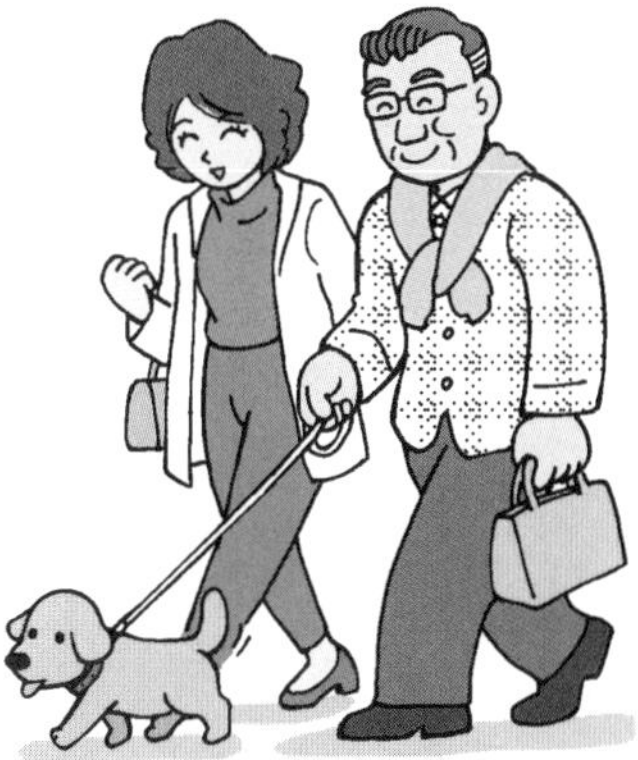

犬の散歩を兼ねて
歩くのもよい。

予防法③前傾姿勢で歩く

前かがみの姿勢で杖をつく、シルバーカーを押す

散歩やウォーキングをするときは、その姿勢にも注意が必要です。脊柱管狭窄症《せきちゅうかんきょうさくしょう》では、まっすぐ立ったり、腰を反らせたりすると痛みやしびれの症状が出ます。

このような症状があるときや、予防・再発防止のために歩くときは、**少し前かがみの姿勢で行うことが大切**です。長時間歩けない、ひと休みしなければ歩けないというときも同様です。そのようなときは、**杖やシルバーカーを利用**しましょう。杖は体を支えてくれますし、動きも安定してきます。シルバーカーはやや前かがみで押すことによって脊柱管の緊張が解け、痛みやしびれが軽くなります。

階段を上り下りするときは、手すりを頼りにステップを踏みしめ、階段がつらいようなら無理をしないでエスカレーターやエレベーターを利用することです。

歩いている途中で足に痛みやしびれが出た場合は、無理をしないでベンチなどで休みましょう。ベンチに座るときは、背中をまっすぐ伸ばさずに、**腕を太ももに置いた前かがみの姿勢をとる**ようにします。

歩くときの姿勢

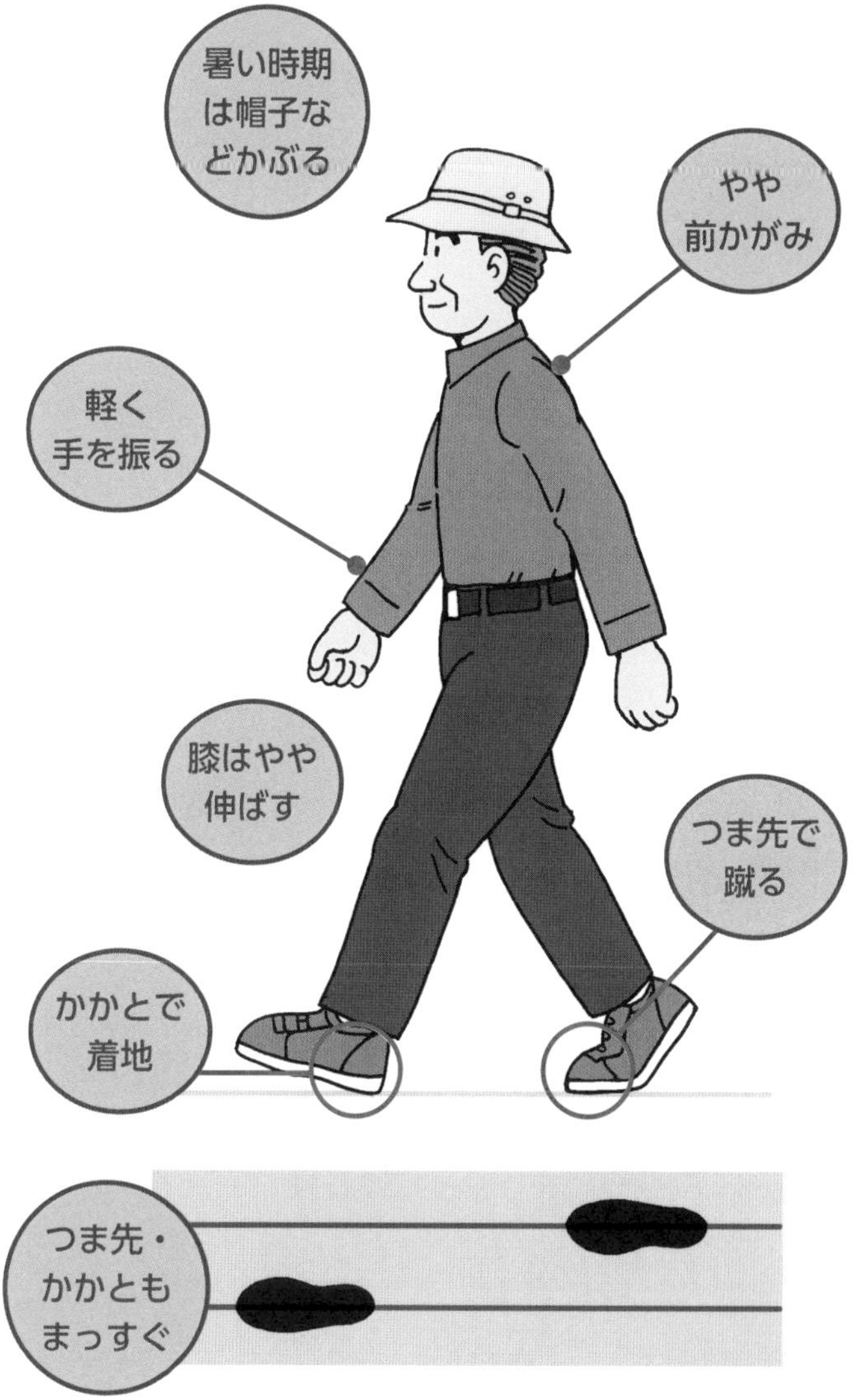
暑い時期は帽子などかぶる
やや前かがみ
軽く手を振る
膝はやや伸ばす
つま先で蹴る
かかとで着地
つま先・かかともまっすぐ

着地する足はそれぞれ一直線上になるのが理想的。

予防法④自転車を利用する

前かがみで乗る自転車は脊柱管狭窄症には最適な運動

ウォーキングは手軽な運動ですが、高齢者の場合、ある程度の速度で歩くと15分もすれば疲れが生じます。痛みやしびれも起こり、長時間の歩行は難しいものです。そこで**おすすめなのが自転車**です。乗るときは**前傾姿勢になるため脊柱管《せきちゅうかん》の狭窄《きょうさく》がゆるみ、神経への刺激が軽減**されます。思っている以上に長距離を移動することができるので、いい運動にもなります。

自転車（いわゆるママチャリ）を時速16～19㎞でこぐと、体重60㎏の人で1時間あたりの消費カロリーは約３８０㎉といわれます。これに対してウォーキングの消費カロリーは約２００㎉で、運動効果は自転車のほうが勝っています。自転車で風を切って気分よく走れば、**運動不足・ストレス解消**になります。

自転車は、サドルが高すぎないシティサイクルが向いています。足が地面に着くようにサドルを調整し、痛みのない足の側から乗り降りしましょう。

なお、最近は自転車の事故も増えていますので、ルールを守って乗ることも大切です。

自転車に乗るときの姿勢

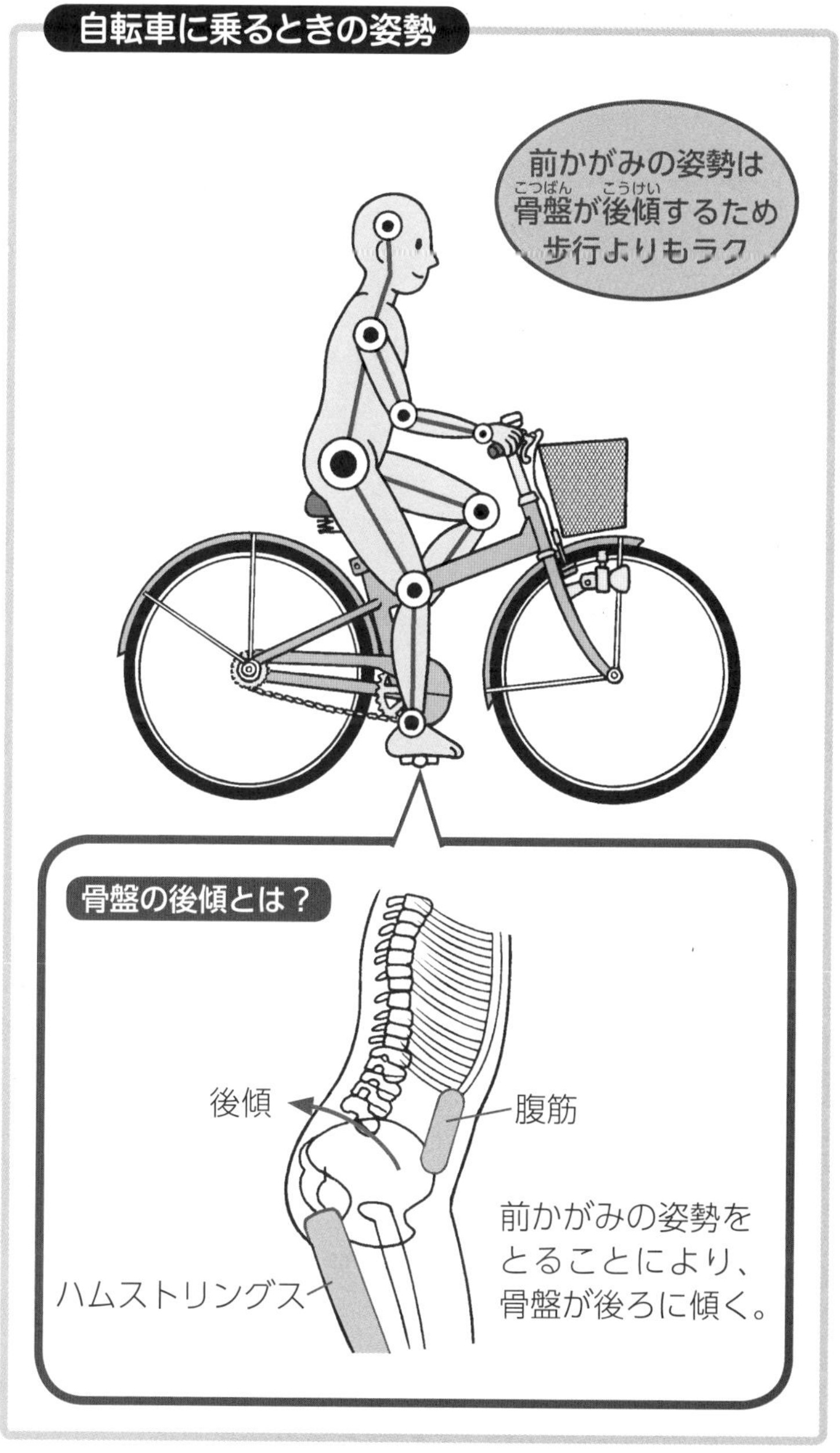

前かがみの姿勢は
骨盤《こつばん》が後傾《こうけい》するため
歩行よりもラク
骨盤の後傾とは？
後傾
腹筋
ハムストリングス
前かがみの姿勢をとることにより、骨盤が後ろに傾く。

予防法⑤伸展筋・屈曲筋のストレッチ

背骨を伸ばす筋肉と曲げる筋肉を柔軟にするストレッチを行う

脊柱管狭窄症《せきちゅうかんきょうさくしょう》では、体幹伸展筋群《たいかんしんてんきんぐん》や屈曲筋群《くっきょくきんぐん》のストレッチで柔軟な体をつくります。とくに下肢の痛みやしびれをこらえるために前かがみ（体幹屈曲位）がクセになっているので、体幹前面のストレッチが中心になります。

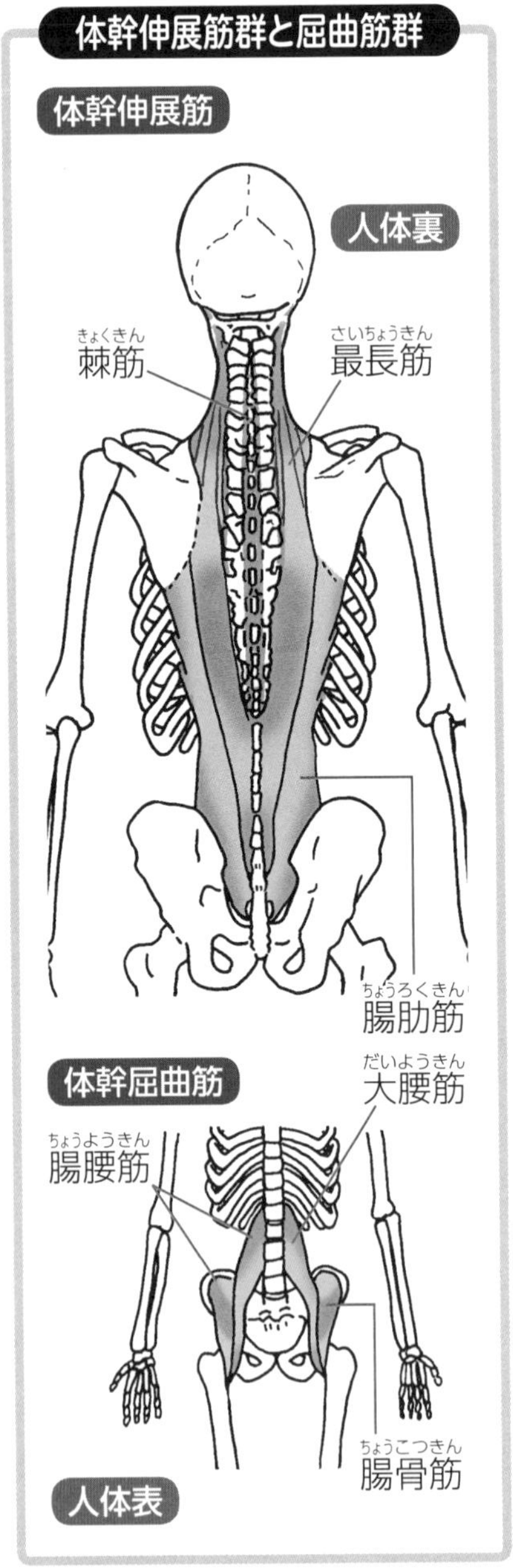

伸展筋群ストレッチ

①あお向けに寝て膝を抱え込み、背中の筋肉を伸ばす。
②座位の姿勢をとり、股関節を外側に回すようにして上体を前傾させる。
※１動作あたり15～20秒行い、３～５回繰り返す。

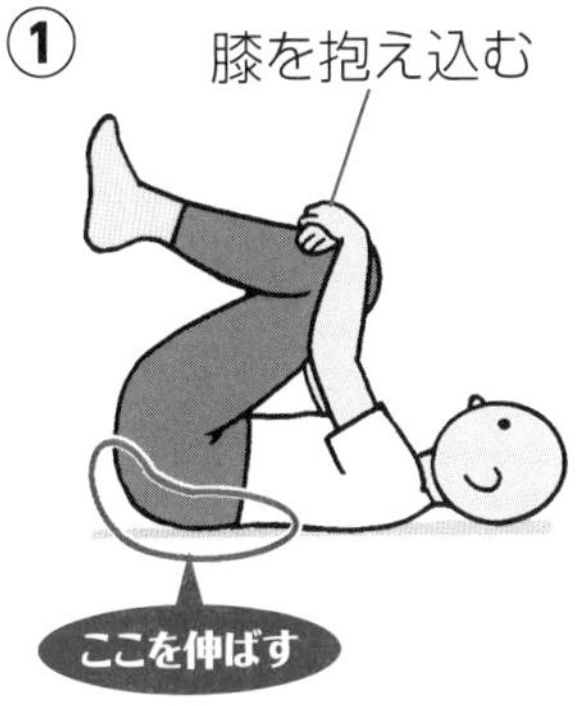

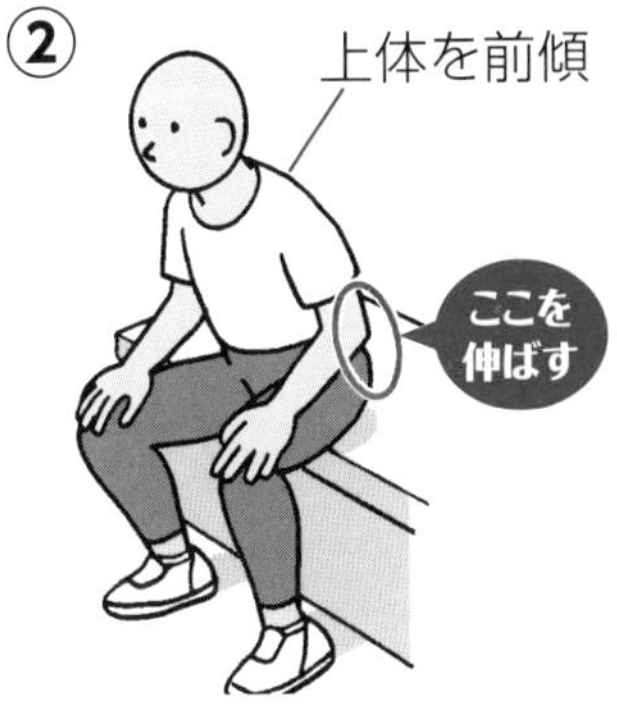

屈曲筋群ストレッチ

①正座の姿勢から上体を前方に伸ばし、体幹前面の筋肉を伸ばす。
②壁に向かって立位の姿勢をとり、上体を伸ばして股関節前面の筋肉を伸ばす。
※１動作あたり15～20秒行い、３～５回繰り返す。

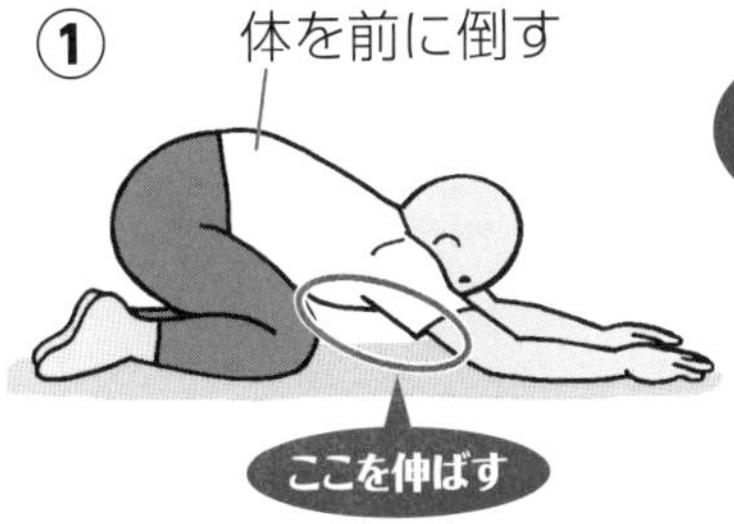

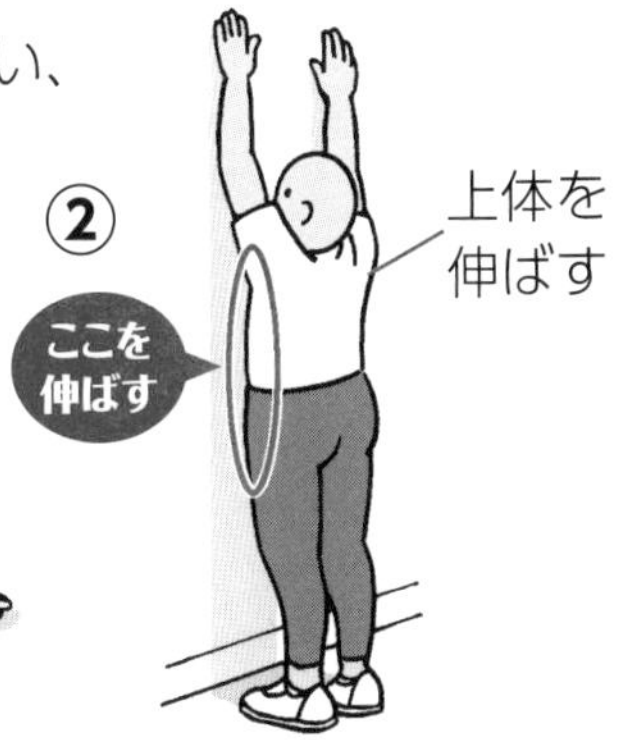

予防法⑥ハムストリングスのストレッチ

太もも裏の筋肉を柔軟にするストレッチを行う

ハムストリングスは大腿部《だいたいぶ》の後ろ側にある筋肉で、股関節の伸展《しんてん》・屈曲《くっきょく》を担っています。下肢のしびれや痛みを主な訴えとする脊柱管狭窄症《せきちゅうかんきょうさくしょう》では、ハムストリングスの柔軟性が重要です。臥位《がい》、座位、立位の姿勢で行いましょう。

ハムストリングス

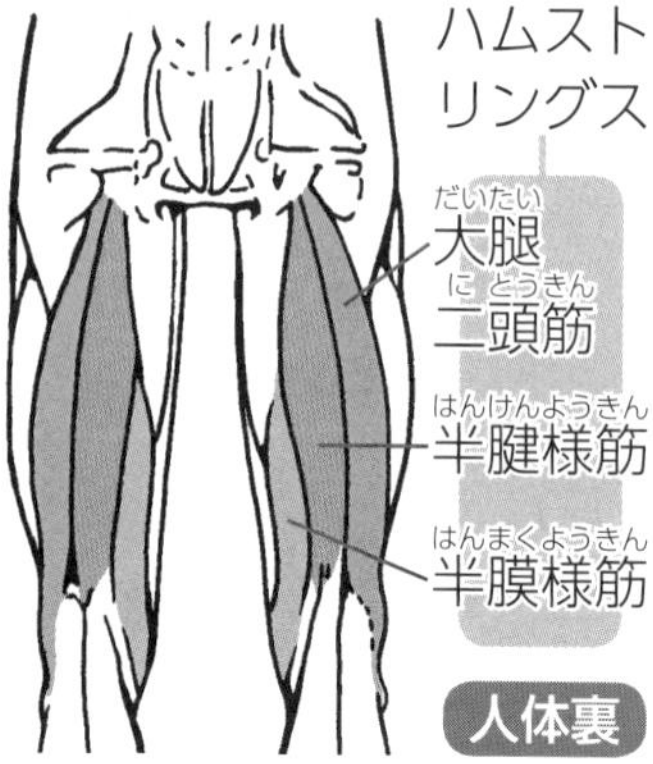

座位でのストレッチ

一方の足を前に出して伸ばし、体を前に倒す。

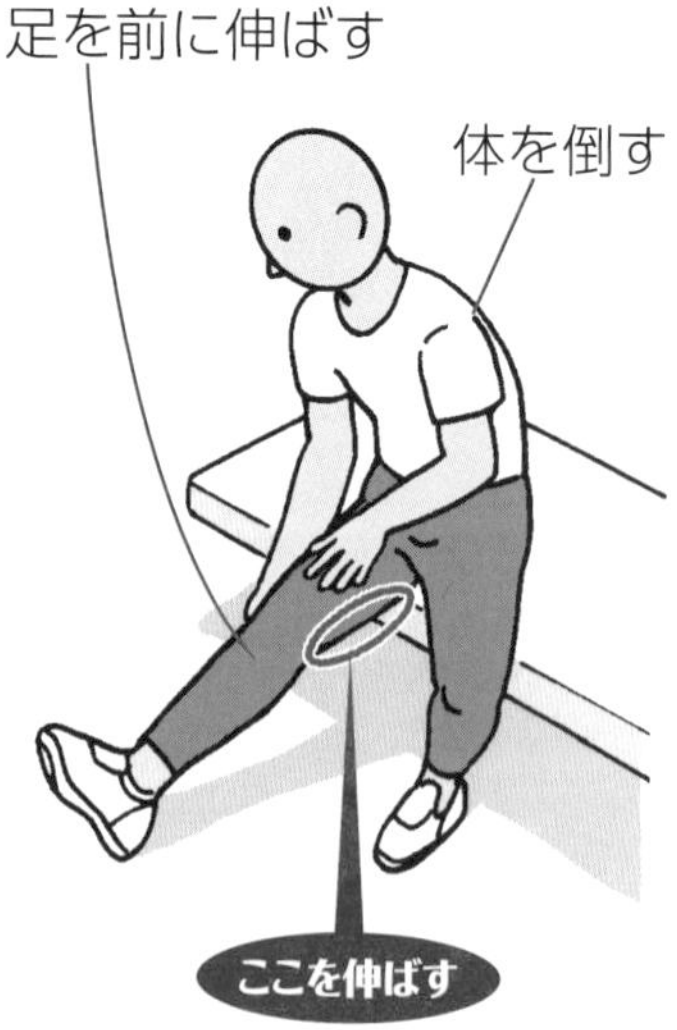

臥位でのストレッチ

あお向けになって一方の足を上げ、膝裏を両手で支えて固定しながら、可能な限り上げる。
※反対の足についても同様に行う。1回15〜30秒行い、3〜5回繰り返す。

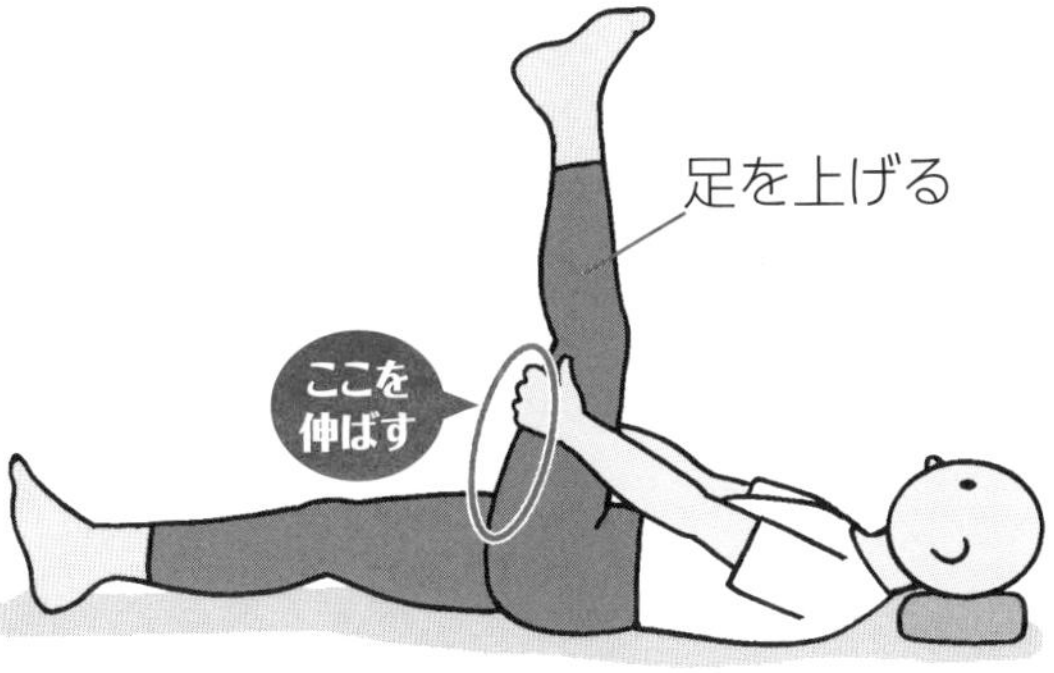

立位でのストレッチ

立位の姿勢をとり、一方の足を前になる台座(踏み台)の上に乗せ、ひざ裏を伸ばして上体をできるだけ前に倒す。
※もう一方の足についても同様に行う。1回15〜30秒行い、3〜5回繰り返す。

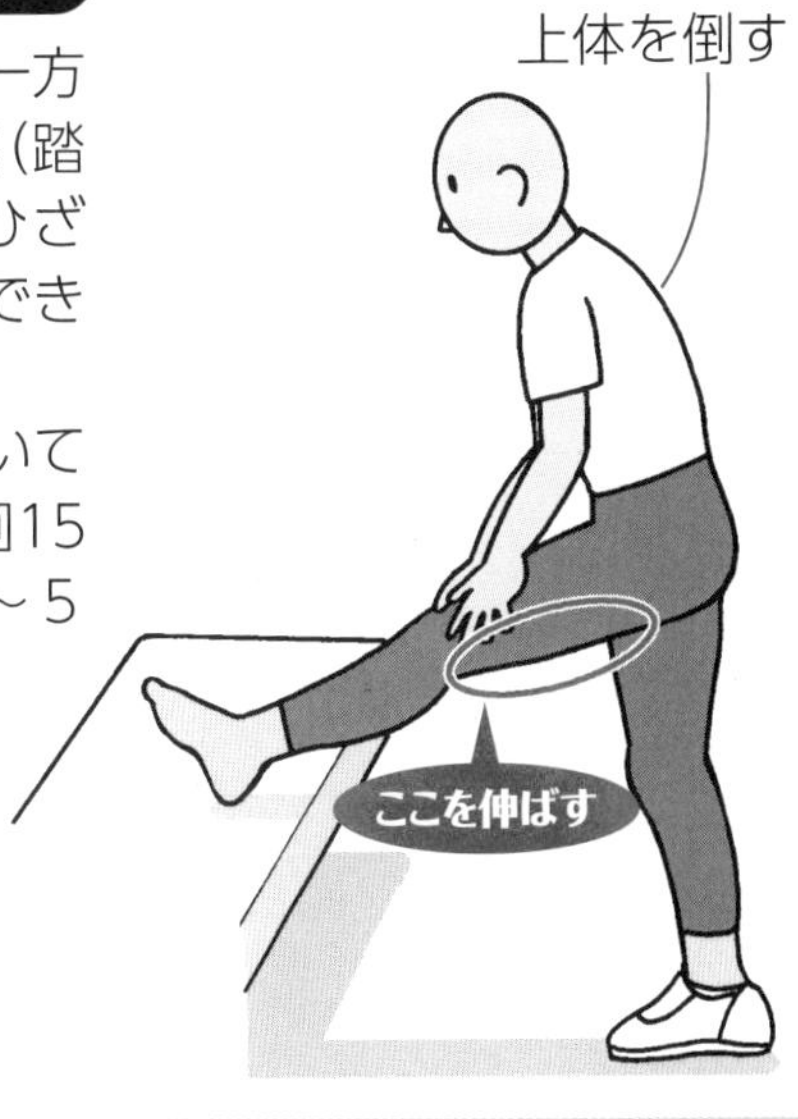

予防法⑦体幹筋のトレーニング

体幹伸展筋群と屈曲筋群を鍛えて脊柱管狭窄症を予防する

体幹筋を強化するトレーニングを行います。四つんばいの姿勢で、背中の筋肉を意識しながら、ゆっくりと時間をかけて上肢や下肢を持ち上げて負荷をかけていきます。

③一方の腕を背中と水平になるように５秒以上かけて上げる。

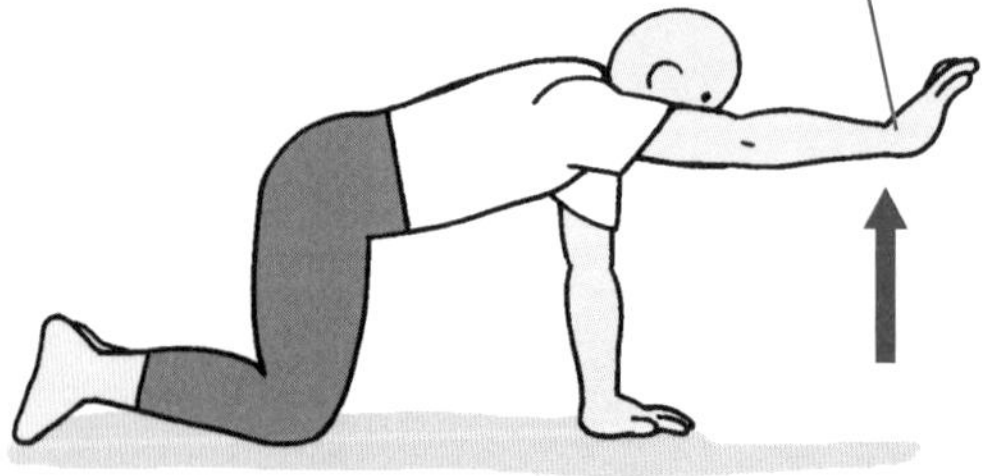

⑥５秒間その姿勢を保ち、もう一方の足についても同様に負荷をかける。

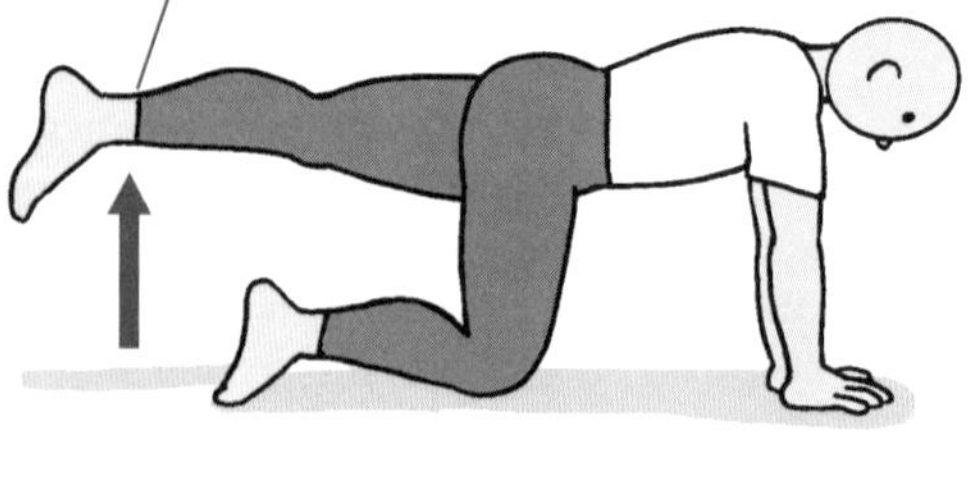

※5～10回繰り返す。

体幹筋の強化トレーニング

①四つんばいの姿勢になる。

②背中の筋肉を５秒以上かけて持ち上げるようにして負荷をかける。

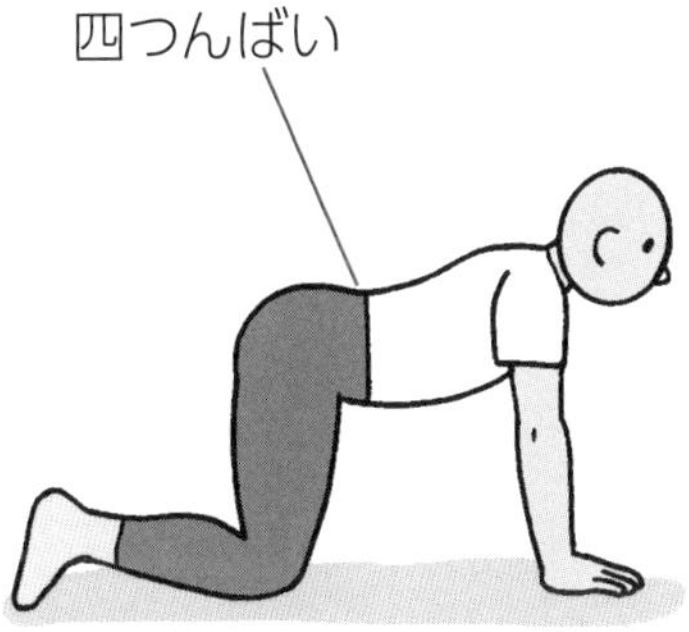

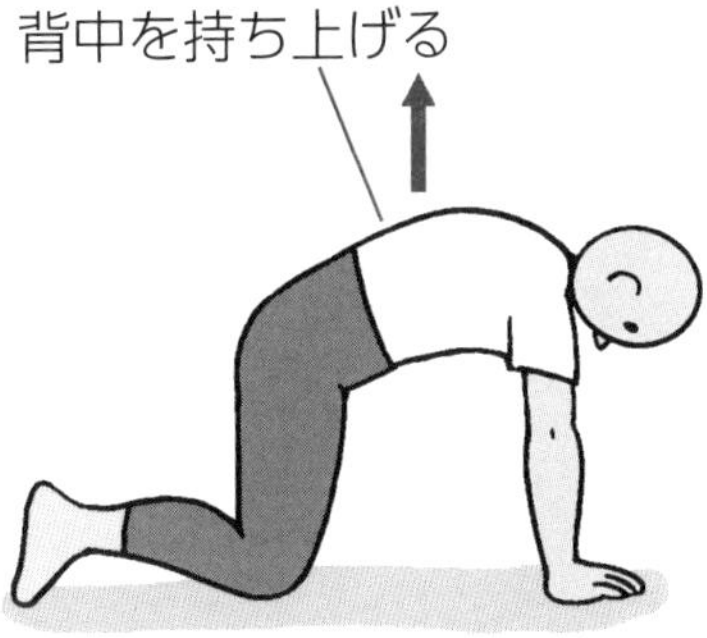

④５秒間その姿勢を保ち、もう一方の腕についても同様に負荷をかける。

⑤一方の足を背中と水平になるように５秒以上かけて上げる。

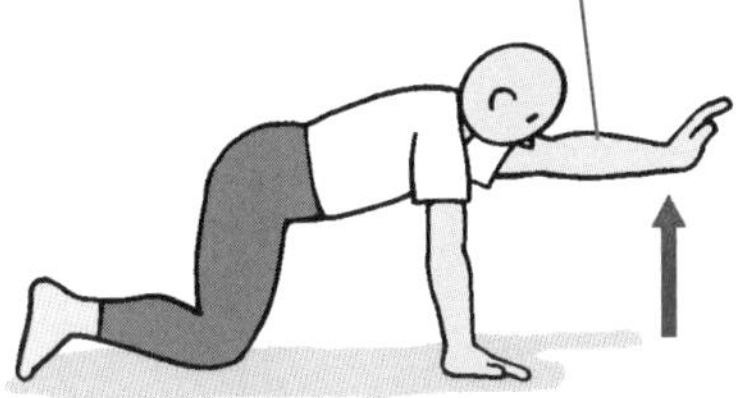

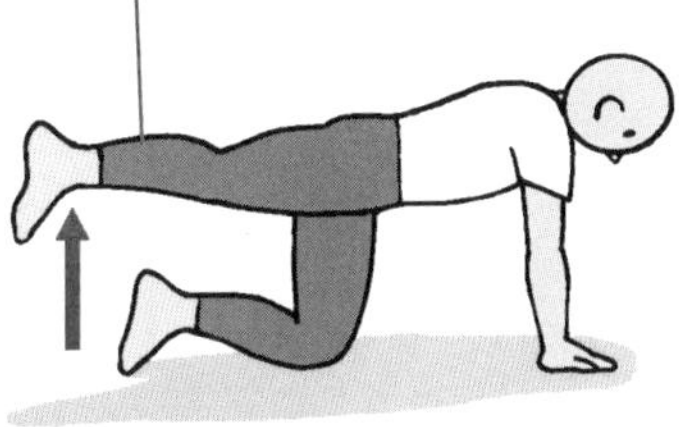

できる範囲で無理なく行う

予防法⑧骨盤・下部体幹のトレーニング

骨盤を前と後ろに傾けて腰椎を伸ばす

骨盤《こつばん》と腰椎《ようつい》の運動です。時間をかけてゆっくりと骨盤を後ろに傾け腰椎を伸ばします（骨盤後傾《こうけい》）。次いでゆっくりと骨盤を前に傾け腰椎を伸ばします（骨盤前傾《ぜんけい》）。

骨盤と腰椎の構造

骨盤の構造

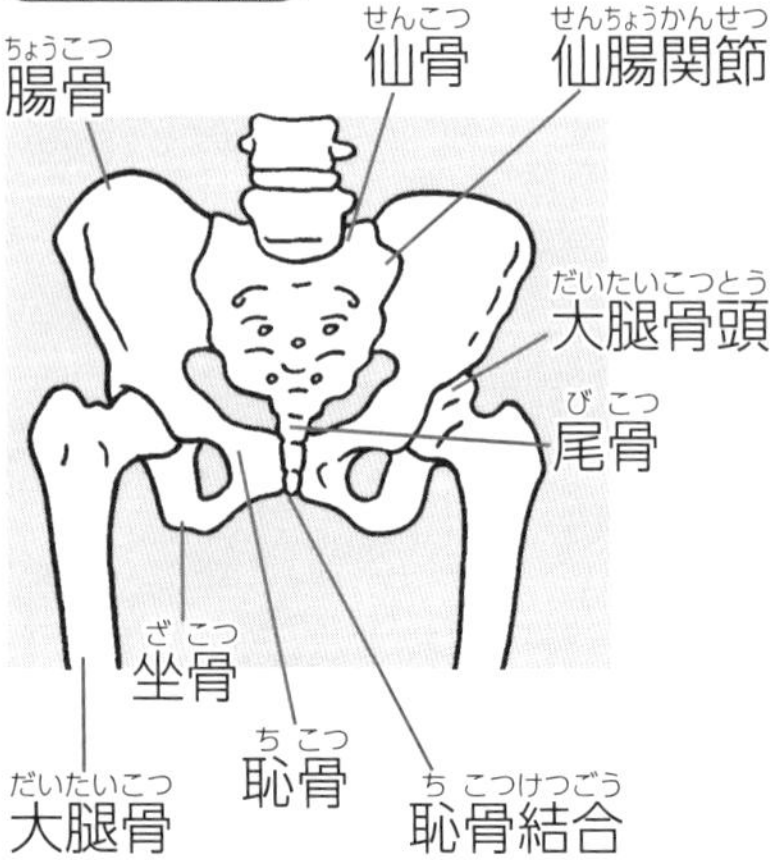

腰椎の構造

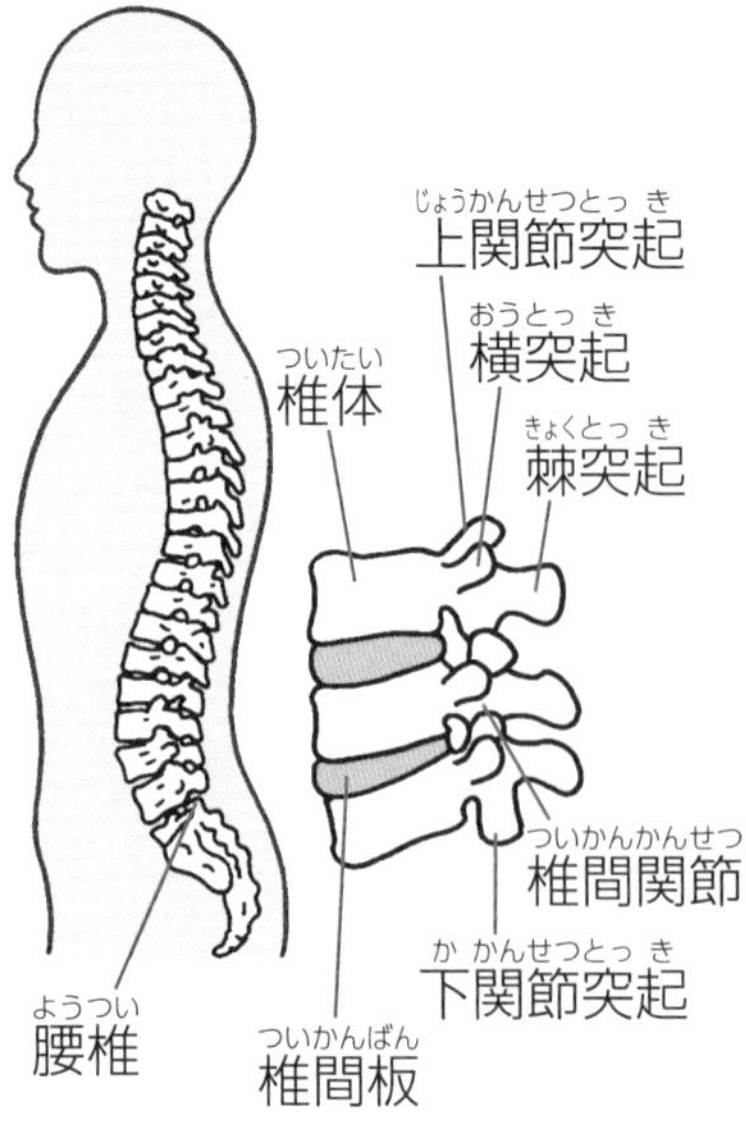

骨盤と下部体幹のトレーニング

【骨盤と腰椎の可動性を高めるトレーニング】

①座位の姿勢をとり、腰に手を当てる。骨盤《こつばん》・腰椎《ようつい》を5秒以上かけてゆっくりとへこませる(骨盤後傾《こうけい》)。

②その場で5秒ほど姿勢を保持し、今度は骨盤・腰椎を5秒以上かけてゆっくり立てる(骨盤前傾《ぜんけい》)。

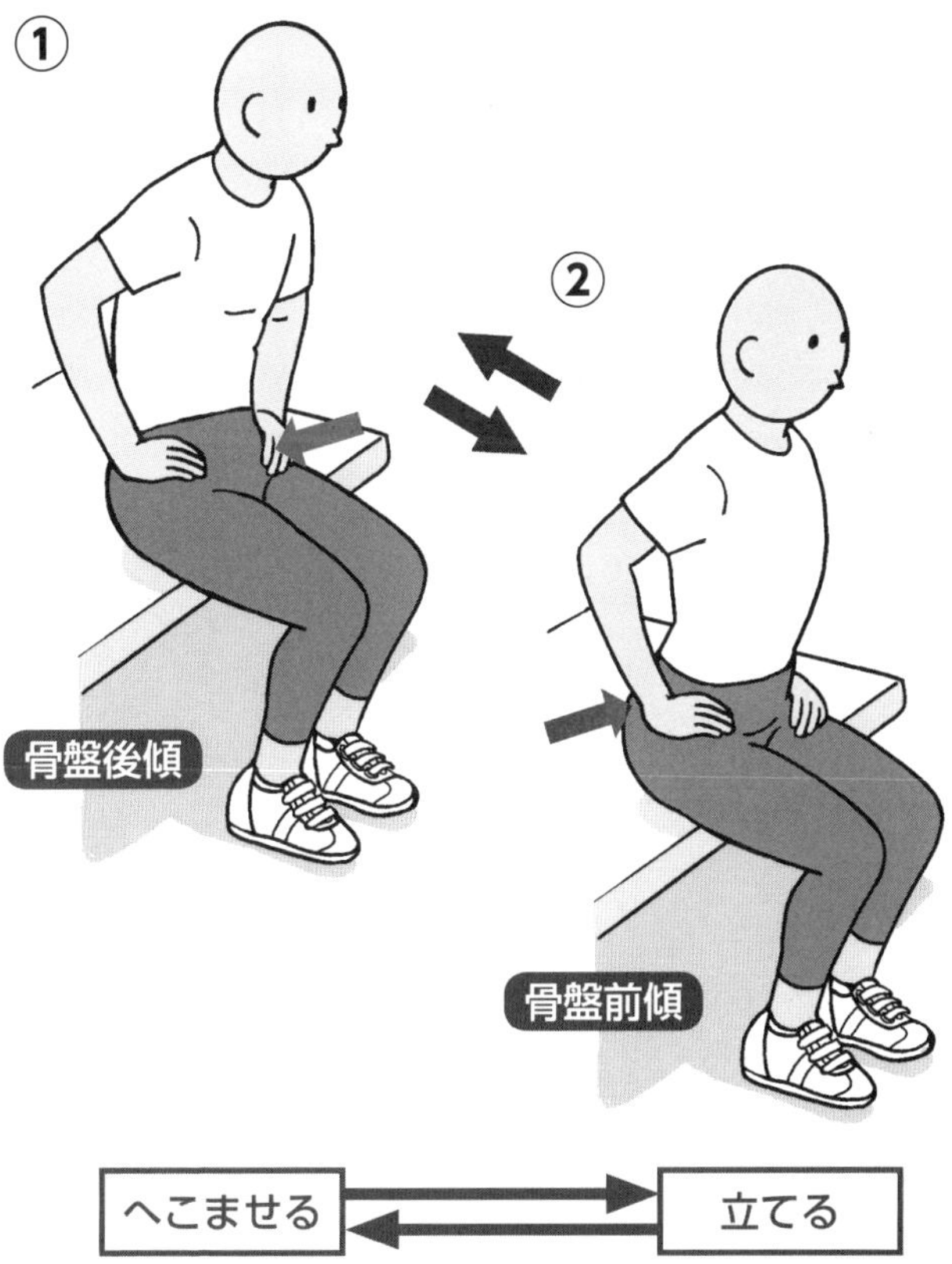

※5〜10回繰り返す。

予防法⑨冷え対策

体の冷えは大敵。体を温める工夫をして症状をやわらげる

歩いているうちに下肢に痛みやしびれが生じ、長時間歩くのがつらくなるけれど、しばらく休むと痛みやしびれは消えるというような初期から中期にかけての脊柱管狭窄症《せきちゅうかんきょうさくしょう》の場合、**冷えが症状を強くするという訴え**が少なくありません。

症状をやわらげるには、**足腰を温めることが大切**です。夏でも室温は27度くらいに保ち、直接クーラーの冷気が体に当たらないように工夫します。薄手の上着を用意し、足もとは靴下（5本指ソックスが足指の動きを活発にして保温効果を高める）やレッグウォーマー、足腰にはタオルケットなどで冷えから守ります。

さらに、体を冷やすような食物（なす、きゅうりなどの夏野菜、暑い地域で生産される食材）は避け、**体を温める食物**（だいこん、ごぼう、にんじんなどの冬野菜、寒い地域で生産される食材）をとり、飲み物は白湯《さゆ》や紅茶など体を温めるものをとりましょう。

痛みやしびれでつらいときは、**入浴や使い捨てカイロ**（足腰が冷えるときは足首に貼る）も有効です。鍼灸《しんきゅう》などの温熱治療やツボ刺激、マッサージも効果が期待できます。

体を温める工夫

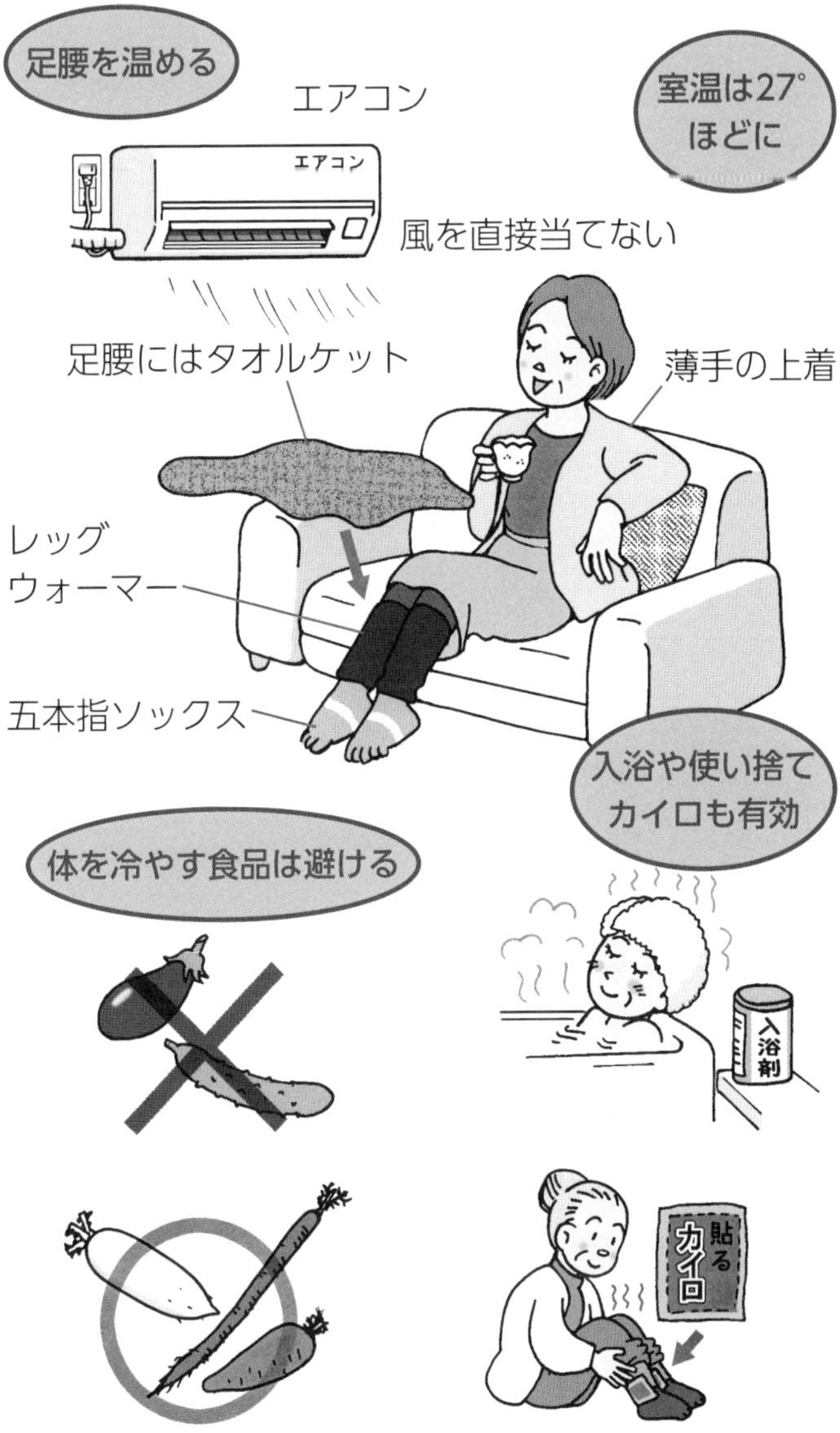
足腰を温める
エアコン
エアコン
室温は27°
ほどに
風を直接当てない
足腰にはタオルケット
薄手の上着
レッグ
ウォーマー
五本指ソックス
入浴や使い捨て
カイロも有効
体を冷やす食品は避ける
入浴剤
貼るカイロ

予防法⑩心のケア

外に出て症状の悪化による気分の落ち込みを解消する

脊柱管狭窄症《せきちゅうかんきょうさくしょう》により長年、強い痛みやしびれに悩まされ、歩行もままならない状況では、「歩けなくなるのではないか」「誰もこのつらさをわかってくれない」などと考えがちです。精神的にイライラしたり、不安定になったりします。東京大学医学部の調査（２００２〜２００３年）によると、「脊柱管狭窄症を患っている２５３人の32％にうつ傾向がみられる」という結果が発表され、**脊柱管狭窄症とうつには密接な関係がある**ことが裏づけられました。

うつ状態になると自律神経（意思とは無関係に組織や内臓の働きを支配する）のバランスが乱れ、心身の働きを緊張させる交感神経《こうかんしんけい》が優位になって感覚神経が過敏になり、痛みやしびれを強く感じるようにもなり、ますますうつ傾向になるという**負のスパイラル**となります。気分が落ち込んで引きこもりがちになれば、足腰の筋力は低下し、脊柱管狭窄症の症状も悪化します。

最近、「よく眠れない」「食欲がない」「集中力がない」「これからどうなるのだろう」「生きていけるのだろうか」などと考えるようになったら、一度精神科を受診してみましょう。

うつ状態から抜け出すために

● 杖やシルバーカーを補助に身軽なスタイルで散歩する。

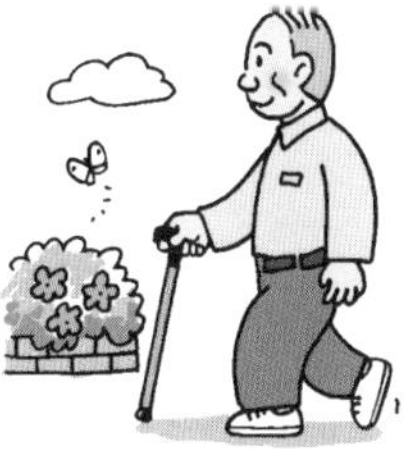

● 1日15～30分でも、室内から外に出て日光を浴びる。

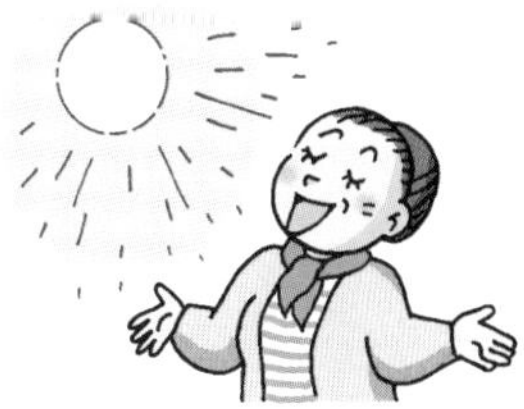

● 合唱、体操、手芸、書道、食事会など地域の集まりに参加する。

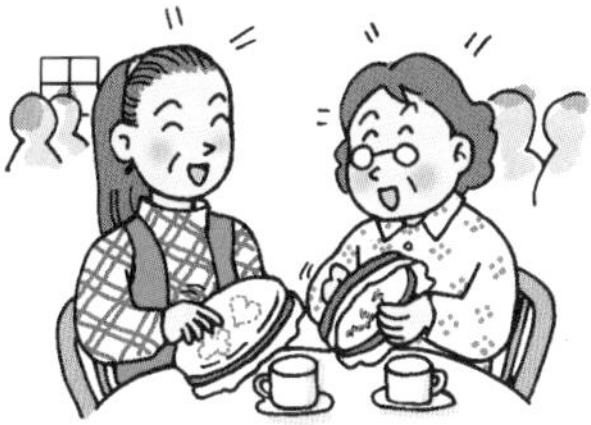

● ラジオ体操のような軽い運動を継続する。

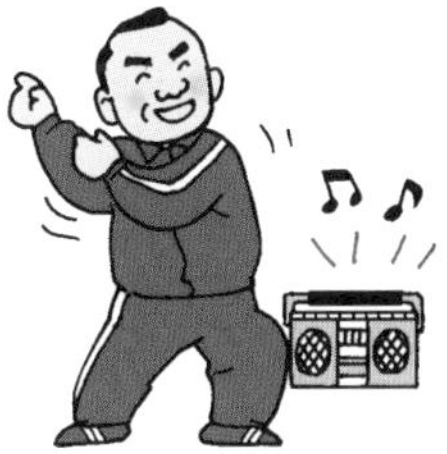

● 物産展などデパートやショッピングセンターのイベントに行ってみる。

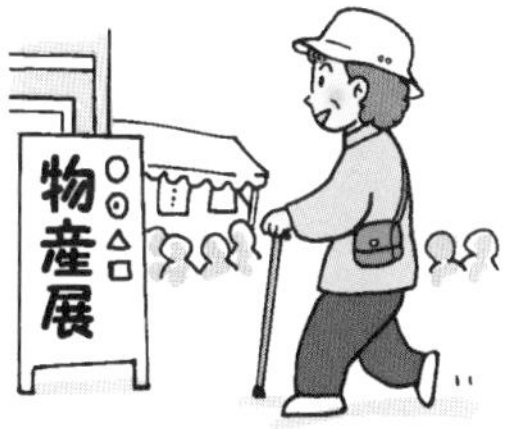

● 昔ちょっとかじったことがある趣味を再スタートさせる。

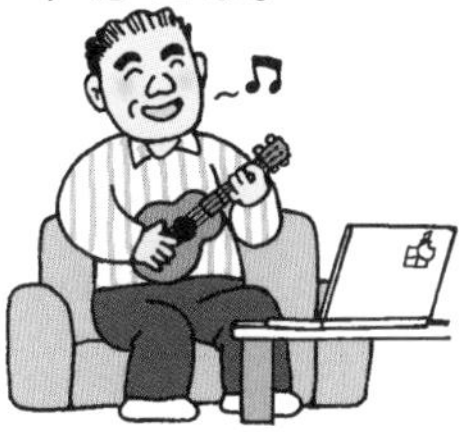

予防法⑪食事で骨を丈夫にする

食事でたんぱく質、カルシウム、ビタミンD・Kを摂取する

骨は毎日、古い骨が破壊されて新しい骨が生まれ、高齢者なら5年で若い人なら2年で全身の骨は一新します。その基本となるのが、**毎日のバランスがとれた食事**です。なかでも新しい骨をつくるのに欠かせないのが、骨の基礎になる**たんぱく質**、骨を強くする**カルシウム**、カルシウムの吸収を促す**ビタミンD・K**です。これらは、毎日の食事に積極的に取り入れたい栄養素です。

●たんぱく質

骨は、たんぱく質の一種である**コラーゲン**によって原型（骨基質《こっきしつ》）がつくられ、カルシウムなどが沈着されています。たんぱく質が不足すると、骨量が低下して骨はスカスカの状態になります。とくに高齢者はたんぱく質が不足ぎみで、そのために骨量が低下し、**骨粗《こつそ》鬆症《しょうしょう》**になりやすいといわれています。丈夫な骨をつくるためにも、**1日当たり男性は60g、女性は50gのたんぱく質が必要**です。3食でまんべんなく摂取すると同時に、間食として牛乳やチーズなどの乳製品をとるようにしましょう。

●カルシウム

カルシウムは体内でつくることができず、不足すると骨や歯からカルシウムが吸収され、骨はスカスカになります。カルシウムは**丈夫な骨を形成するためには欠かせない**のです。1日に摂取が必要とされるのは**男性で650～700㎎、女性で650㎎**といわれます。しかし、高齢者の場合は骨量が減少しやすく、その分150㎎ほどを上乗せして**800㎎ほど摂取する**ことがすすめられています。手軽にとれる乳製品などでカルシウムを摂取しましょう。

●ビタミンD

ビタミンDは、腸からのカルシウムの吸収を促し、骨への沈着を助ける働きがあります。ビタミンDは日光を浴びることで体内でつくられますが、高齢になると、その機会も減少するため、意識して摂取するようにしましょう。1日当たりの必要量は**15～20μg**です。

●ビタミンK

ビタミンKは、骨芽細胞《こつがさいぼう》から産生されるオステオカルシンという骨ホルモンを活性化させて、カルシウムが骨基質にしっかり沈着するように助ける働きをしています。とくにビタミンK_2は、骨吸収を抑制するため、骨粗鬆症《こつそしょうしょう》の治療薬として用いられています。1日当たりの必要量は**250～300μg**です。

たんぱく質、カルシウム、ビタミンD・Kを多く含む食品

●たんぱく質を多く含む食品

肉(鶏のムネ肉・ささみ、豚のヒレ肉、牛のモモ肉)／魚(マグロ・アジ)／卵(鶏卵・ウズラの卵)／大豆とその加工品(納豆・豆腐)

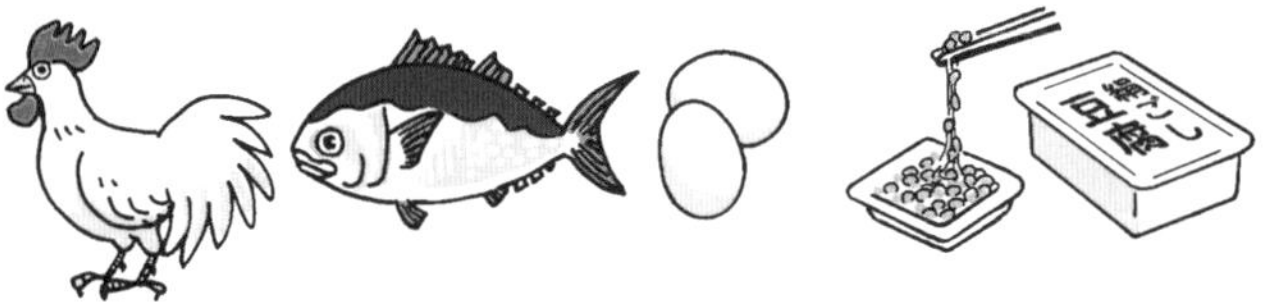

●カルシウムが多く含まれる食品

小魚(干しエビ・シラス・シシャモ・イワシの丸干し)／乳製品(牛乳・チーズ・ヨーグルト)／大豆製品(豆腐・凍り豆腐)／海藻(ひじき・ワカメ)／野菜(青梗菜・小松菜・切干大根)

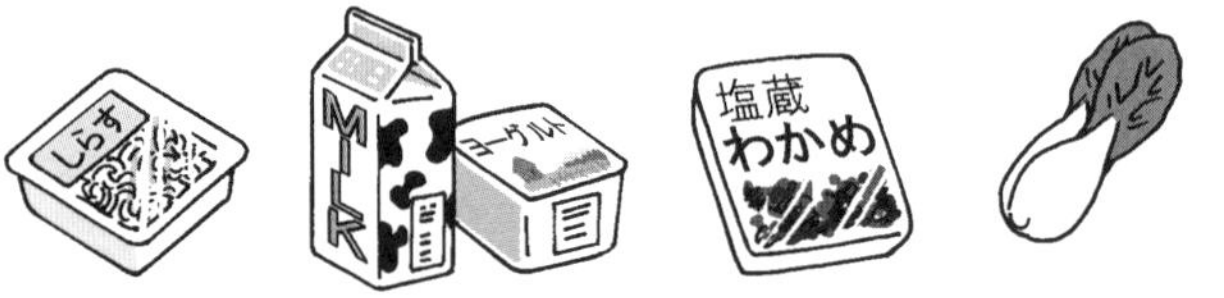

●ビタミンDが多く含まれる食品

魚(サケ・ウナギ・マグロのトロ・サンマ・かつおのフレーク)、キノコ(マイタケ・きくらげ・エリンギ・干しシイタケ)／卵(鶏卵)

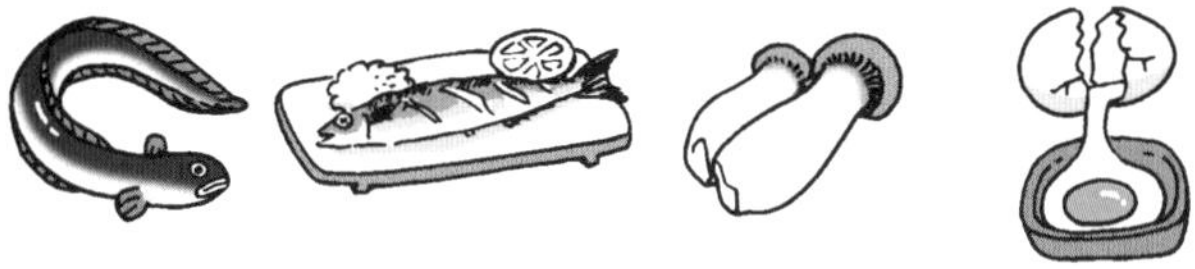

●ビタミンKが多く含まれる食品

野菜(モロヘイヤ・小松菜・ほうれん草・ブロッコリー・にら・キャベツ)／肉(鶏のモモ肉)／海藻(乾燥ワカメ)

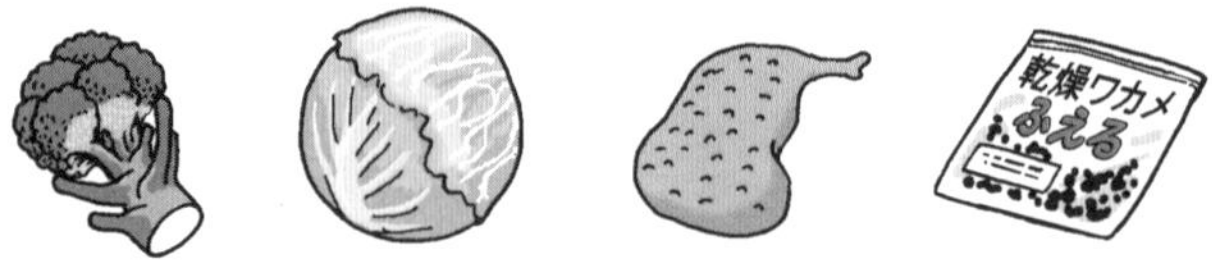

終　章

腰椎椎間板ヘルニアはどんな病気？

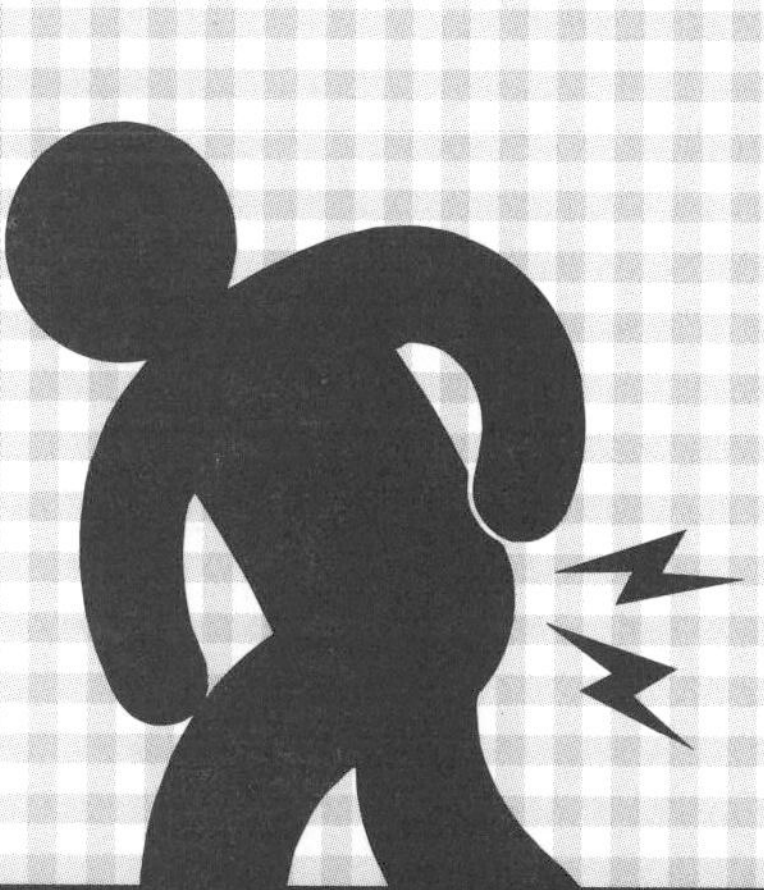

椎間板が変形して神経を圧迫する

椎間板からとび出たもののことをヘルニアと呼ぶ

腰椎椎間板《ようついついかんばん》ヘルニアは、背骨をつなぐ腰部の椎体《ついたい》と椎体の間にある**椎間板が変形してとび出し、神経を圧迫する病気**です。

腰部脊柱管狭窄症《せきちゅうかんきょうさくしょう》でも述べましたが、椎間板は外部の衝撃を吸収するクッションの役目を果たしています。しかし、重い荷物を持ち上げる、体を回旋させる、反るなど継続的に強い力が足腰に加わると、椎間板を包む線維輪《せんいりん》が膨隆《ぼうりゅう》し、さらに力が加わると椎間板の中心部にある髄核《ずいかく》が脱出・遊離するようになって、腰椎椎間板ヘルニアが発症します。ヘルニアが確認できても、症状が出ないケースもあります。

ヘルニアは椎間板からとび出たもののことですが、椎骨《ついこつ》からとび出した部位によって、**正中《せいちゅう》ヘルニア**、**傍正中《ぼうせいちゅう》ヘルニア**、**外側《がいそく》ヘルニア**に分類されます。とくに痛みが激しいのは外側ヘルニアですが、これは画像検査でも発見しにくいといわれます。

また、とび出した位置によって、腰椎椎間板ヘルニア以外に、**頸椎《けいつい》椎間板ヘルニア**、**胸《きょう》椎《つい》椎間板ヘルニア**という診断名になります。

椎間板の構造とヘルニアの種類

椎間板の構造

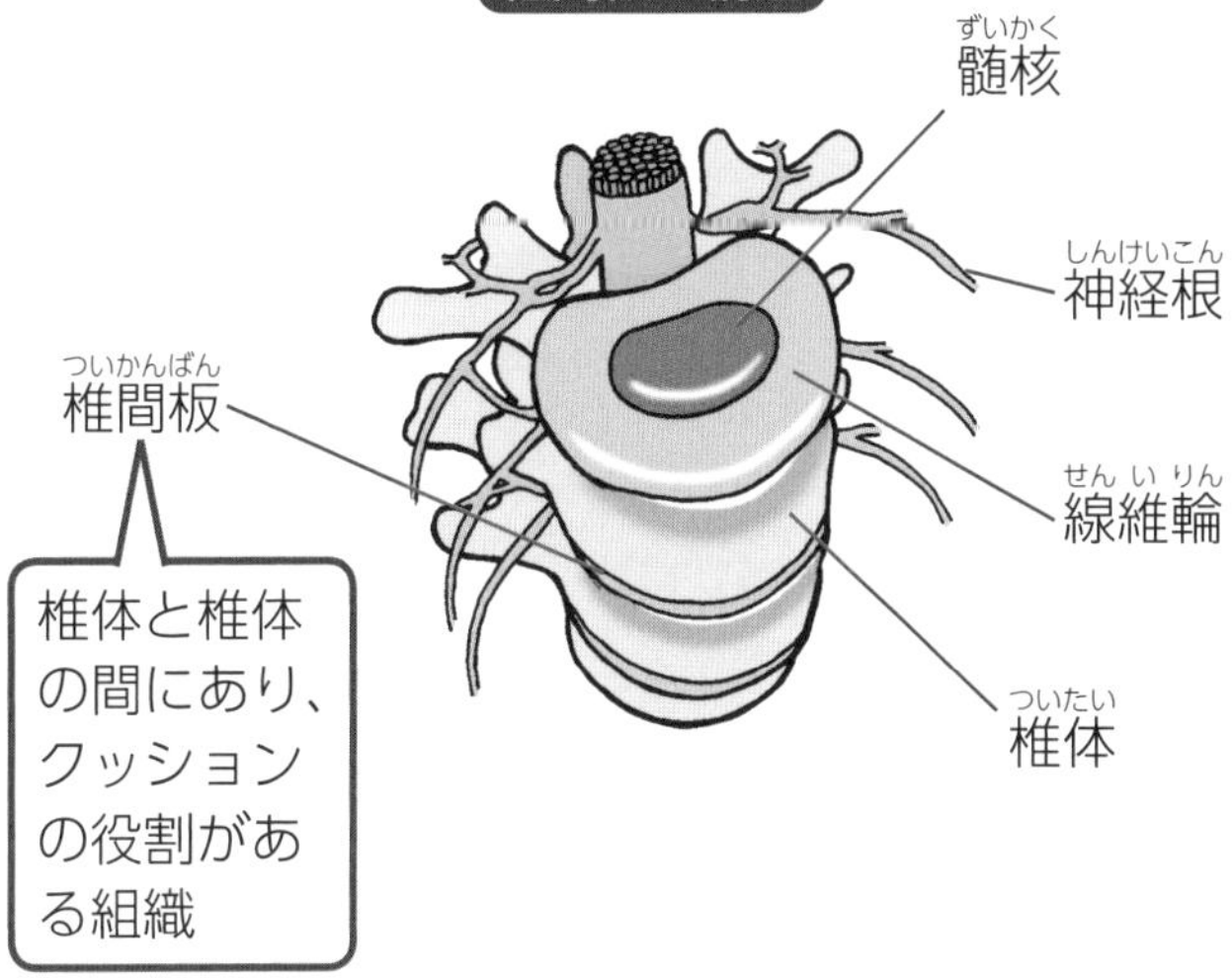

ヘルニアの種類

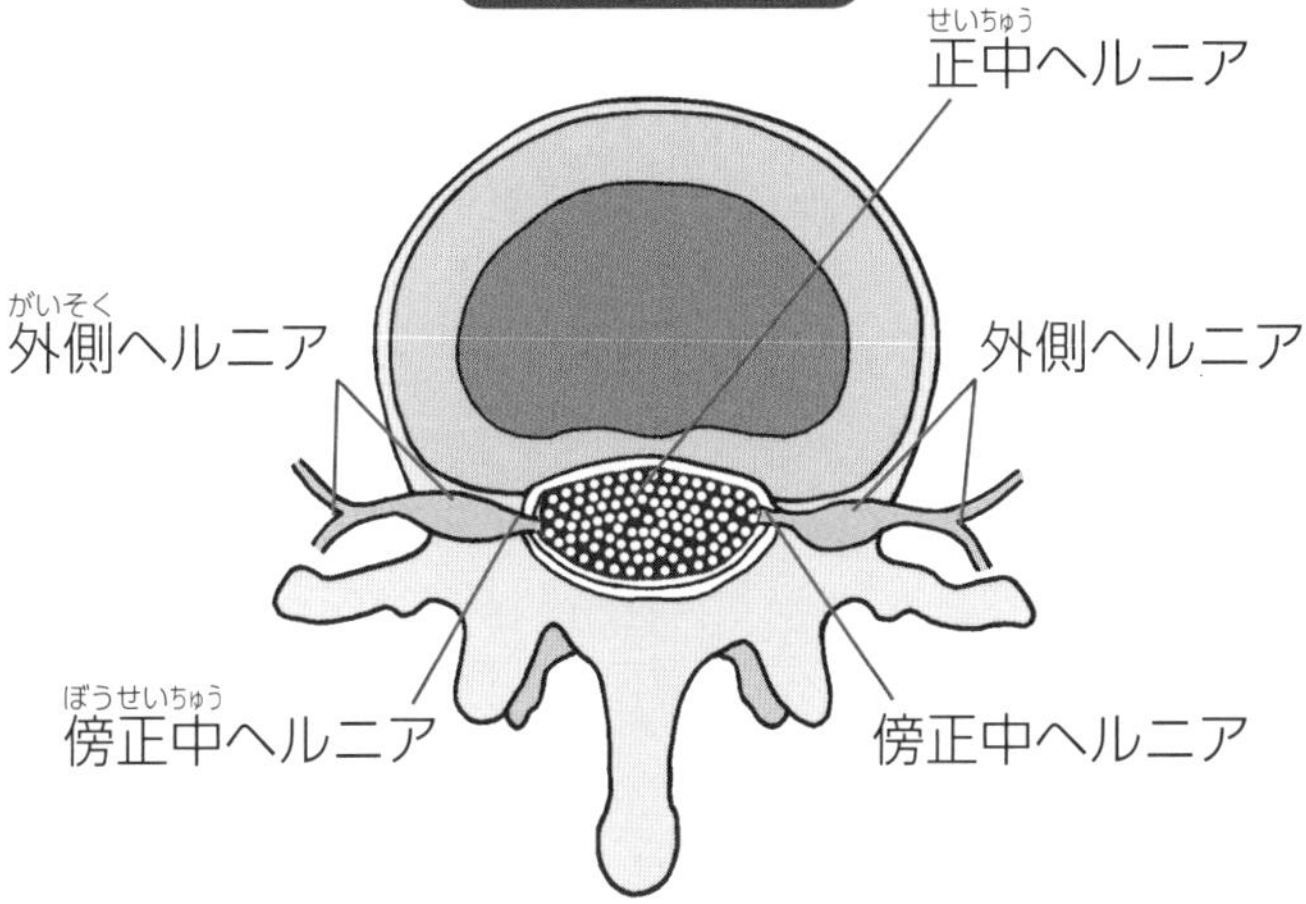

ヘルニアは、椎間板がとび出した部位によって３種類に分類される。

腰椎椎間板ヘルニアはこのように進行する

椎間板が突出・脱出・遊離してしまうと治療の対象になる

腰椎椎間板《ようついついかんばん》ヘルニアは、スポーツなどで体を過度に動かしている人に多くみられますが、老化によっても生じます。椎間板の老化は他の組織に比べても早く、10代後半にははじまります。したがって、**第1段階の「膨隆《ぼうりゅう》」は多くの人にみられる症状**です。

第1段階ではこのまま放置しても問題はなく、半年ぐらいの期間で自然に縮小して消えてしまうこともあります。縮小しなかったヘルニアは徐々に成長して、**第2段階の「突出」**に進んだり、何かの拍子にヘルニアがとび出して**第3段階の「脱出」**や、その部分がはがれて**第4段階の「遊離」**に至ったりして、激しい痛みなどが生じるようになります。

椎間板ヘルニアが病気として治療の対象になるのは、第2段階の突出や第3段階の脱出に入り、症状を伴うようになってからです。画像検査などで「ヘルニアがある」といわれると驚く患者さんも多いのですが、ヘルニアは痛みやしびれなどの症状がなければ放っておいてかまわないのですが、**お尻や足の後ろから足先まで痛みがはしる坐骨神経痛《ざこつしんけいつう》**などの症状がみられるようになったら再度受診します。

腰椎椎間板ヘルニアの経過

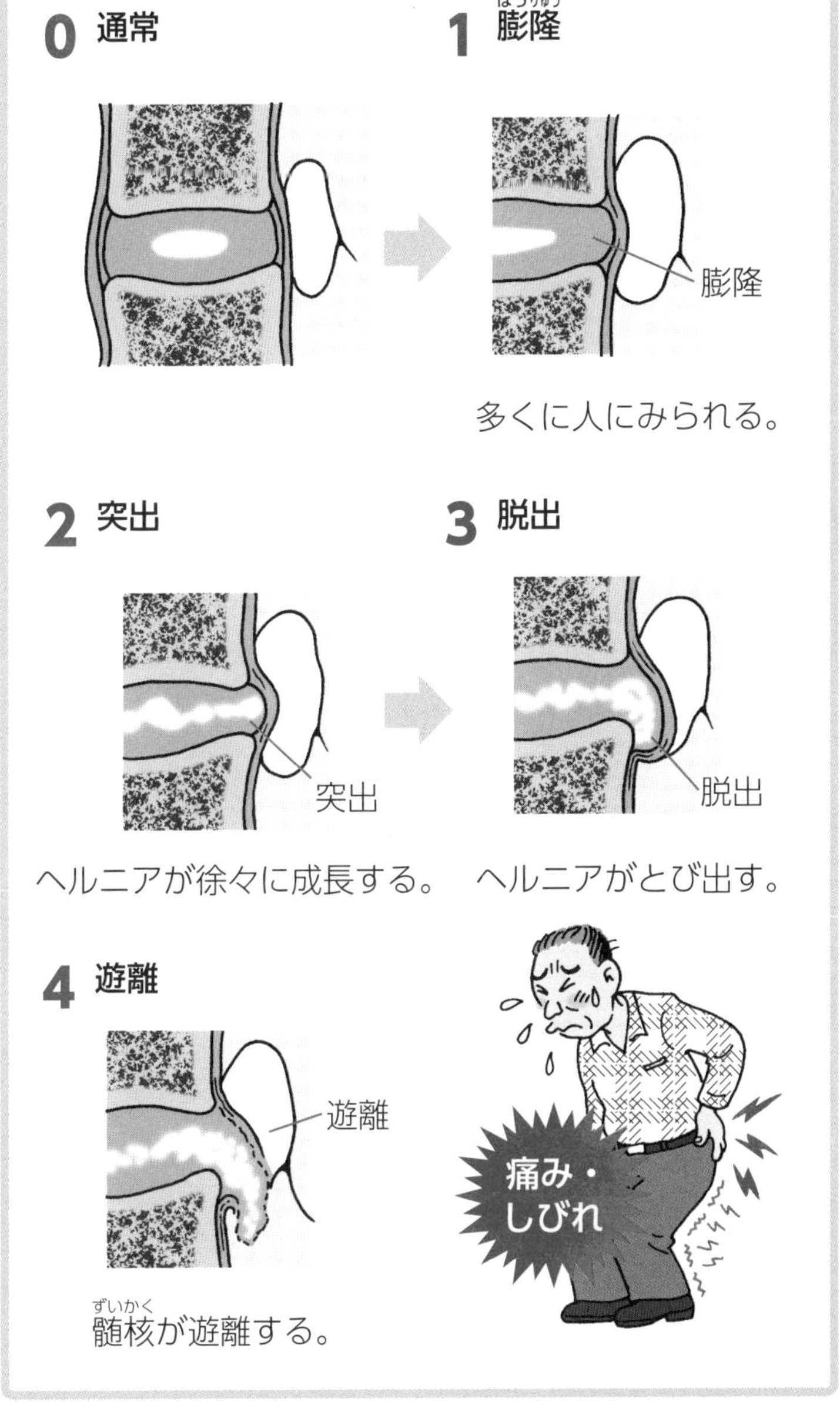

ふだんの姿勢や動作、加齢により発症する

ぎっくり腰から腰椎椎間板ヘルニアに移行することもある

ヘルニアは、**日常生活での姿勢や動作、体質や加齢が大きな要因**とされます。年齢的には**30代〜50代**に多く、10代や70歳以降ではあまりみられません。

親・兄弟など親族にヘルニアが多いという家系では、「なりやすい体質」が受け継がれるケースが多くみられます。そのような体質に加え、長時間座り続けたり、頻回に立ったり座ったりを繰り返したり、前かがみで立ち続けるような仕事や作業を継続すると、腰に大きな力がかかり、ゆっくりと椎間板《ついかんばん》が変性して発症しやすいといわれます。

また、**ぎっくり腰**（急性腰痛症：筋肉のねんざのようなもので1〜2週間で自然に治癒《ちゆ》する）のように急に椎間板が脱出して激痛を招いたり、ぎっくり腰を繰り返したりするうちに腰椎《ようつい》椎間板ヘルニアに移行する場合も少なくありません。

ぎっくり腰や腰椎椎間板ヘルニアを起こす場所は、第4腰椎と第5腰椎の間や、第5腰椎と第1仙骨《せんこつ》の間が多くを占めています。症状がクセにならないように、腰に痛みを感じたときは温めて安静にし、少し落ち着いたら早めに受診することが大切です。

腰椎椎間板ヘルニアが発症しやすい業種

●前かがみで行う業務

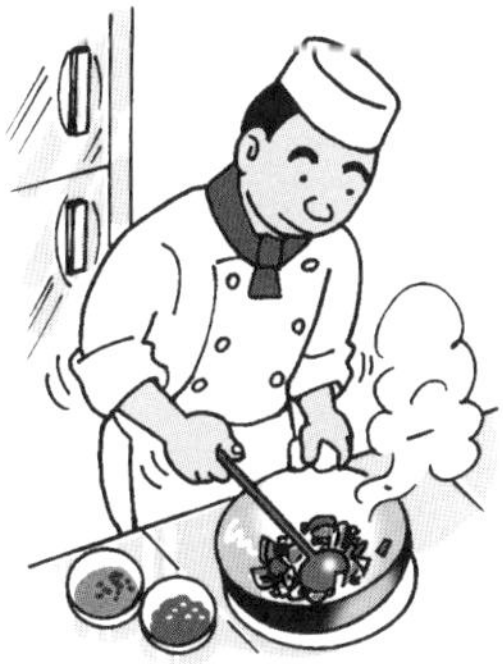

調理師・機械技師・駅員など

●長時間座っている業務

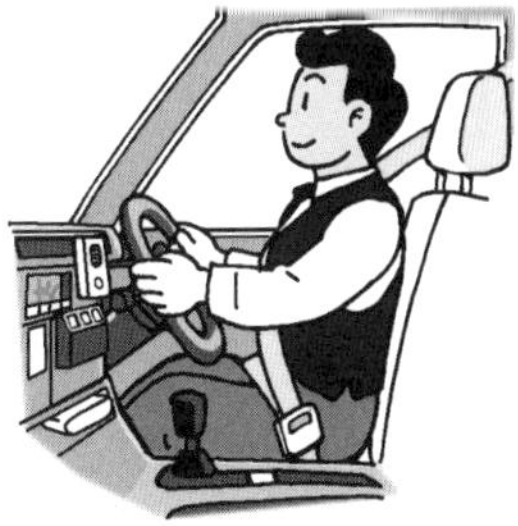

運転手・オペレーター・事務員など

●足腰を過度に使う労働

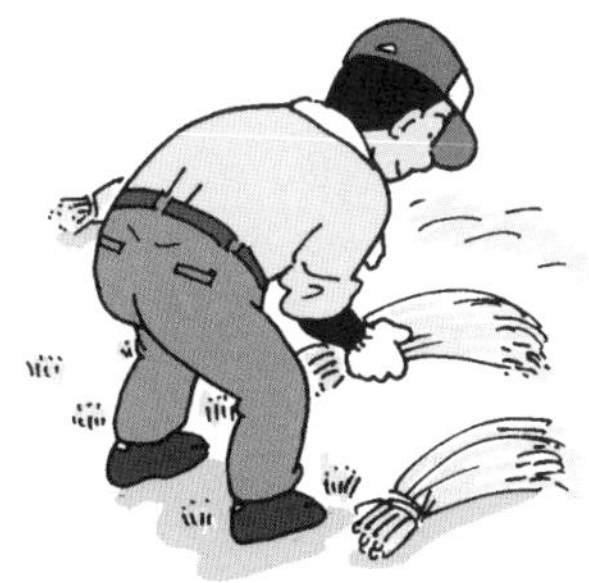

スポーツ選手・スポーツインストラクター・農業・工業・建築業・漁業従事者など

●立ち仕事

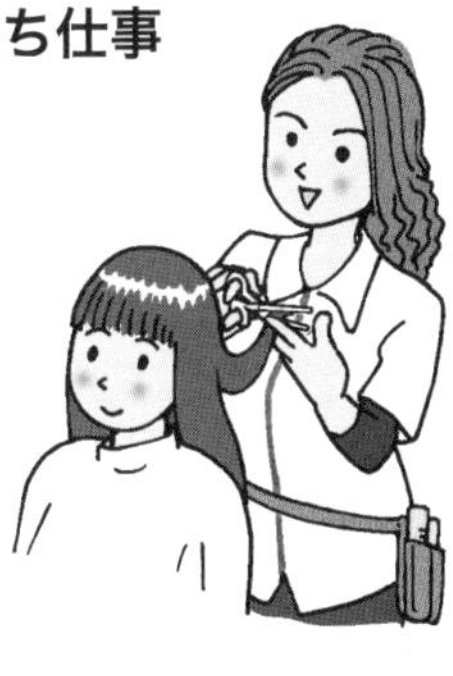

販売員・警備員・外交員・美容師・理容師・教師など

主な症状①腰痛・しびれなどが起こる

坐骨神経痛の痛みは激しく眠れないこともある

ある日、軽いぎっくり腰のような症状がみられ、「腰痛かな」と思っていると2～3日して下肢へ広がり、激しい痛み（発作）が生じます（**下肢放散痛**《かしほうさんつう》）。同時にしびれも生じますが、**よく起こるのは膝下からつま先にかけて**です。片側に起こるのが一般的ですが、両側に生じる場合もあります。

下肢に放散する痛みやしびれは**坐骨神経痛**《ざこつしんけいつう》と呼ばれます。坐骨神経は脊椎《せきつい》から伸びる神経のなかでも最も太い神経で、お尻から太もも、ふくらはぎ、足先へとつながっています。坐骨神経痛の痛みやしびれは強烈で、足に力が入らなくなり、動けなくなることもあります。夜間に発作が起これば、眠れないこともまれではありません。時には、頻回な排尿や排便、残尿感や残便感など、**排泄**《はいせつ》**機能に支障をきたす**ことがあります。

この痛みやしびれは2～3週間でピークを迎え、その後はしだいに症状が消えていきます。つまり、**80～85％は自然に軽快していく**のですが、残りの15～20％の患者さんは痛みやしびれの発作を繰り返すようになります。

坐骨神経痛のしくみと症状

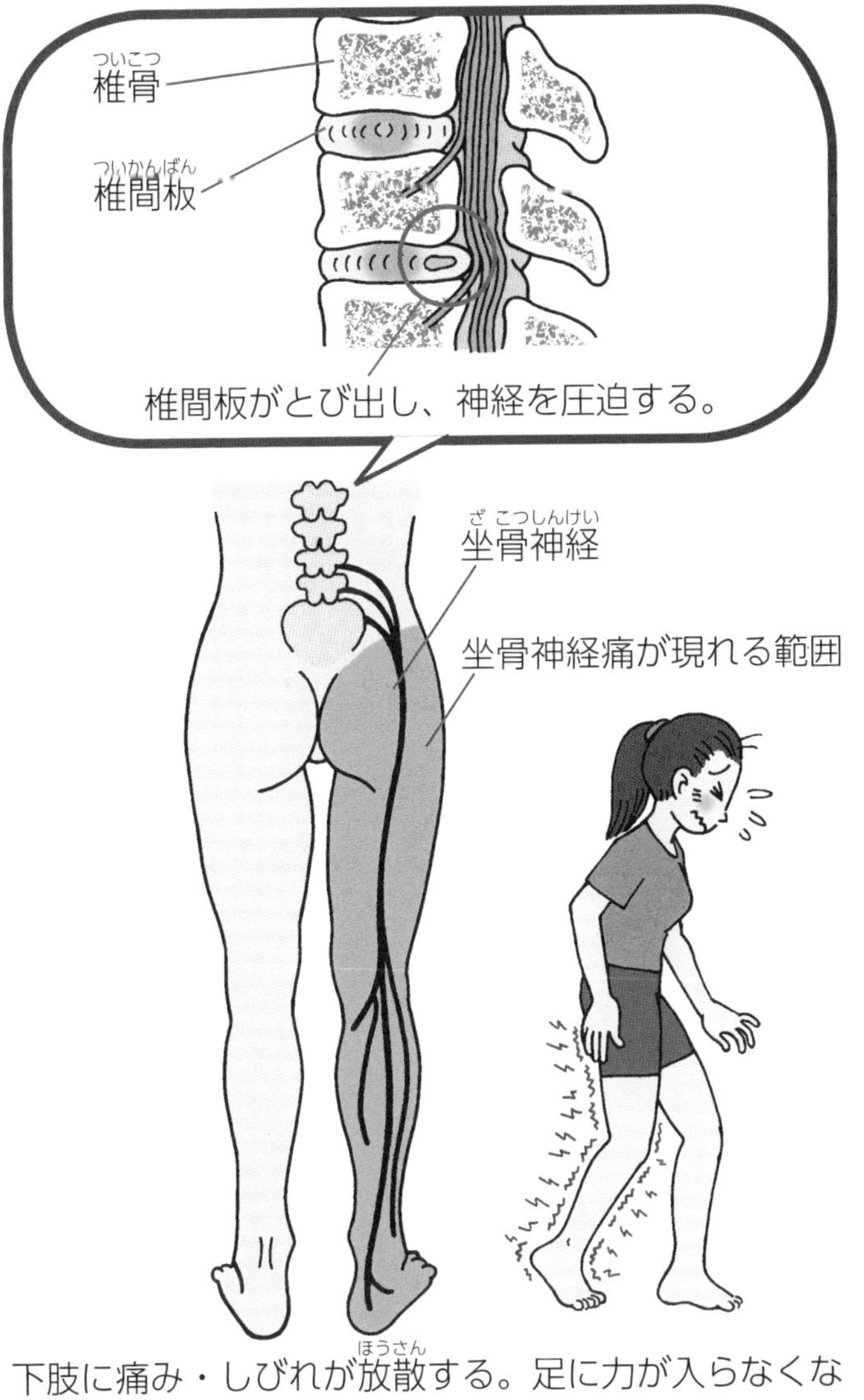

下肢に痛み・しびれが放散《ほうさん》する。足に力が入らなくなり、動けなくことあるほど強烈な痛み・しびれが現れる。

症状②背骨が弯曲する

疼痛性側弯症では間欠性跛行の症状がみられる

腰椎椎間板《ようついついかんばん》ヘルニアの発作が繰り返されると、腰の痛みをカバーしようと体を片側に傾けるクセがつき、脊柱《せきちゅう》がねじれて左右に曲がりくねり、**疼痛性側弯《とうつうせいそくわん》を発症する**ことがあります。症状としては、腰の痛みやしびれだけでなく、やがて腰部脊柱管狭窄症《せきちゅうかんきょうさくしょう》の症状も出現するようになります。とくに目立つ症状は**間欠性跛行《かんけつせいはこう》**です。歩いているうちに両下肢が次第にだるくなったりしびれたりして歩けなくなりますが、しゃがんでひと休みすれば症状は軽くなり、また歩けるようになるのが特徴です。

また、**神経根《しんけいこん》症状**（神経根への圧迫）と呼ばれる背中側の腰から太もも、足先にかけて痛みやしびれが生じる坐骨神経痛《ざこつしんけいつう》や、**馬尾《ばび》症状**（馬尾神経への圧迫）の一つである下垂足《かすいそく》と呼ばれる足関節背屈障害などもみられるようになります。さらには、まっすぐに立っていることも難しくなり、立ち仕事では片ひじをついて作業をするようになります。

高齢になると加齢による脊柱の老化から症状はさらに進み、骨粗鬆症《こつそしょうしょう》などを併発すると治療も難しくなります。

疼痛性側弯の症状

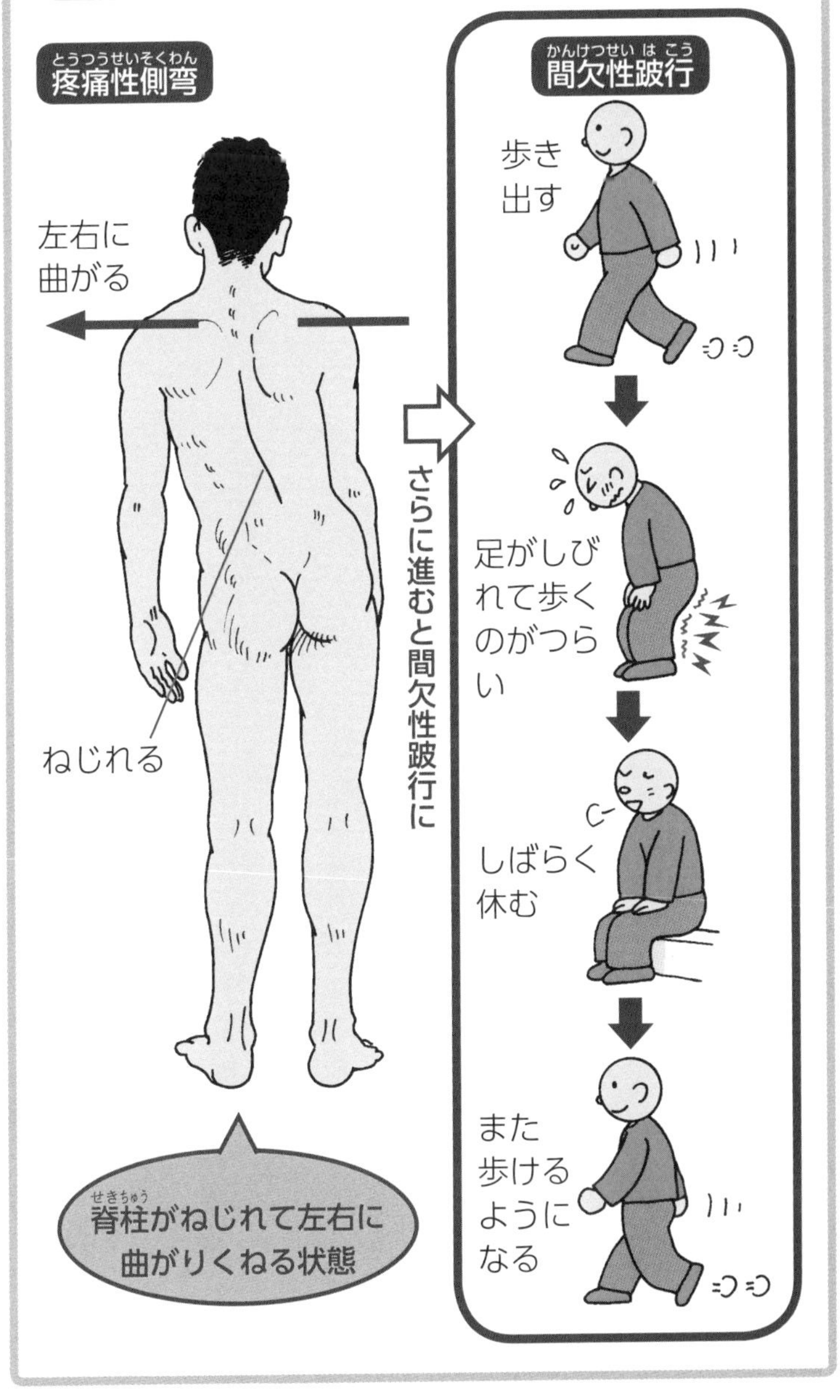

疼痛性側弯《とうつうせいそくわん》
左右に
曲がる
ねじれる
脊柱《せきちゅう》がねじれて左右に
曲がりくねる状態
さらに進むと間欠性跛行に
間欠性跛行《かんけつせいはこう》
歩き
出す
足がしび
れて歩く
のがつら
い
しばらく
休む
また
歩ける
ように
なる

診断（検査）法①神経学的検査

筋力や筋肉の動きを確かめるテストや動作観察などを行う

神経学的検査では、筋力や筋肉の動きを確かめたうえで、皮膚に触れたときの感覚を調べ、筋力の低下や麻痺《まひ》がないかを調べます。

●下肢伸展挙上《かししんてんきょじょう》テスト

患者さんはあお向けになり、ひざを伸ばしたまま下肢を70度引き上げ、坐骨神経痛《ざこつしんけいつう》の出現をチェックします。痛みが生じるようなら陽性とします。

●大腿神経伸長《だいたいしんけい》テスト

患者さんはうつ伏せになり、下肢を背面に曲げて太ももの付け根や前側、すね内側の痛みの出現をチェックします。痛みが生じるようなら陽性とします。

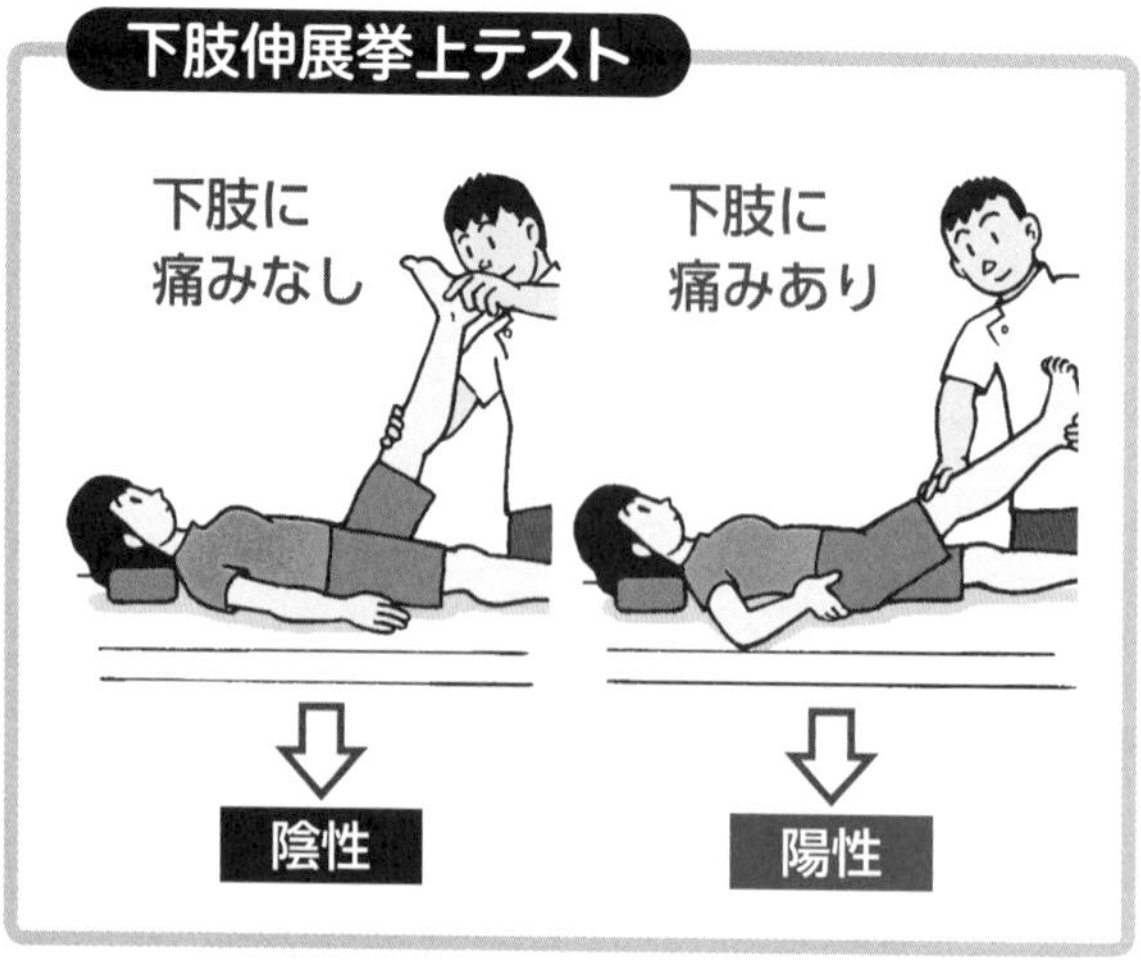

●深部腱《けん》反射テスト

打腱器というゴム製のハンマーで膝蓋腱《しつがいけん》やアキレス腱を叩き、腱反射の出現の程度から神経障害部位を診断します。

●筋力テスト

股関節筋や臀筋《でんきん》、ハムストリングスや大腿筋、前《ぜん》脛骨筋《けいこつきん》や腓腹筋《ひふくきん》などの筋力低下(神経が障害されたときに起きる筋肉の症状)を調べます。

●姿勢・動作観察

前屈や物を持ち上げる動作などから腰椎《ようつい》、骨盤《こつばん》、股関節の動きを調べます。

●感覚検査

筆や針などで下肢を上から下に触れながら、下肢の感覚障害をチェックします。デルマトームという神経支配に沿った感覚障害の有無を調べます。

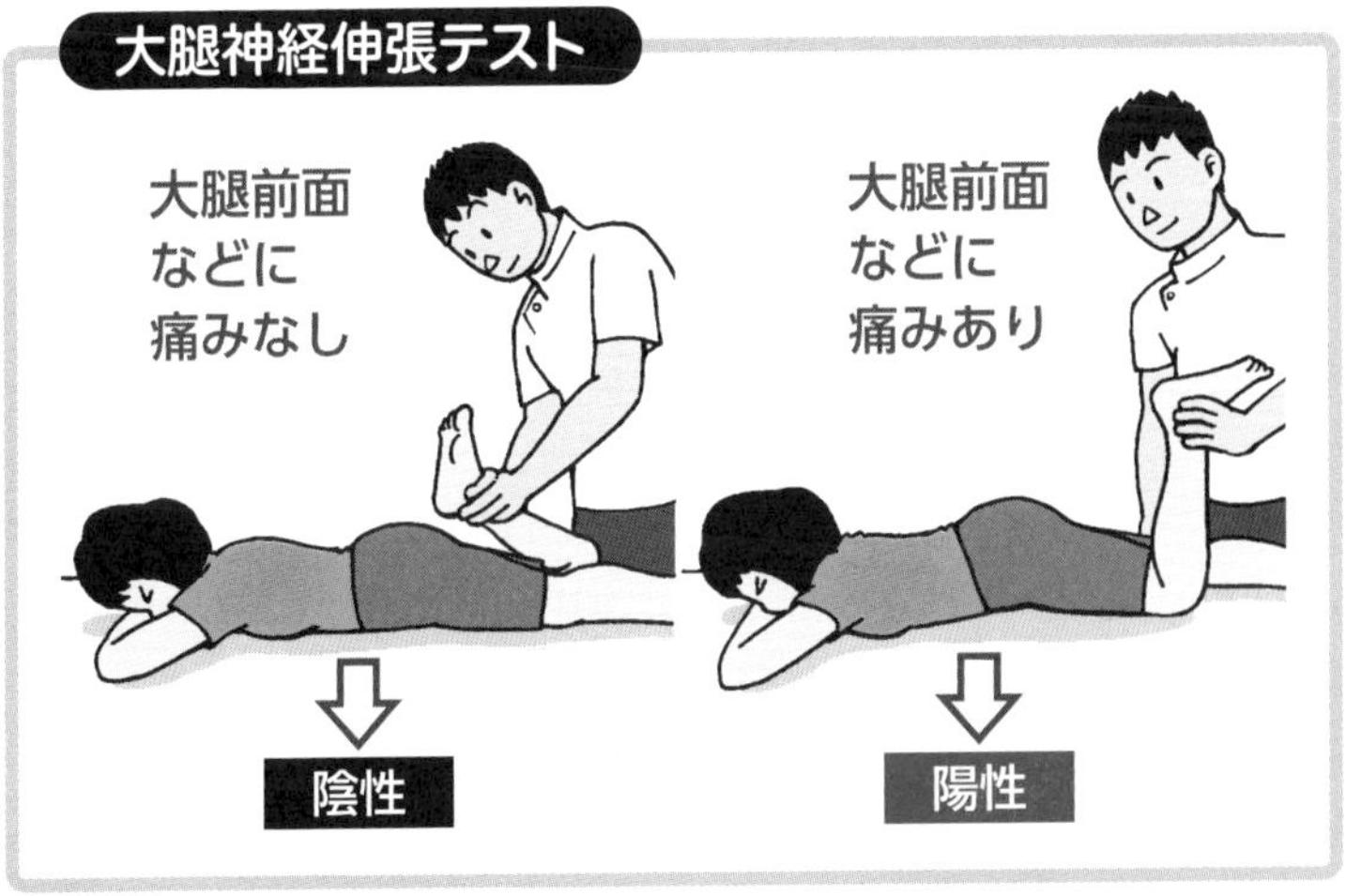

診断（検査）法②画像検査

画像検査では、ヘルニアの有無や突出の状態を確かめる

単純X線撮影、MRI、CTなどを行い、ヘルニアの有無や突出の状態を確かめます。

●単純X線撮影

椎体《ついたい》が変形していないかをチェックすることにより、椎間関節《ついかんかんせつ》の肥厚《ひこう》、椎体のすべりの有無、腰椎《ようつい》の安定性などをチェックします。

●MRI検査

脊柱管《せきちゅうかん》やその周辺の椎間板そのものや神経・筋肉・靭帯《じんたい》など柔らかい組織もはっきりと映し出すことができ、ヘルニアの状態がよくわかります。

●CT検査

X線を使って身体の断面を映し出します。造影剤を使用して神経根《しんけいこん》などを撮影することもあります。

画像検査の内容

単純X線撮影

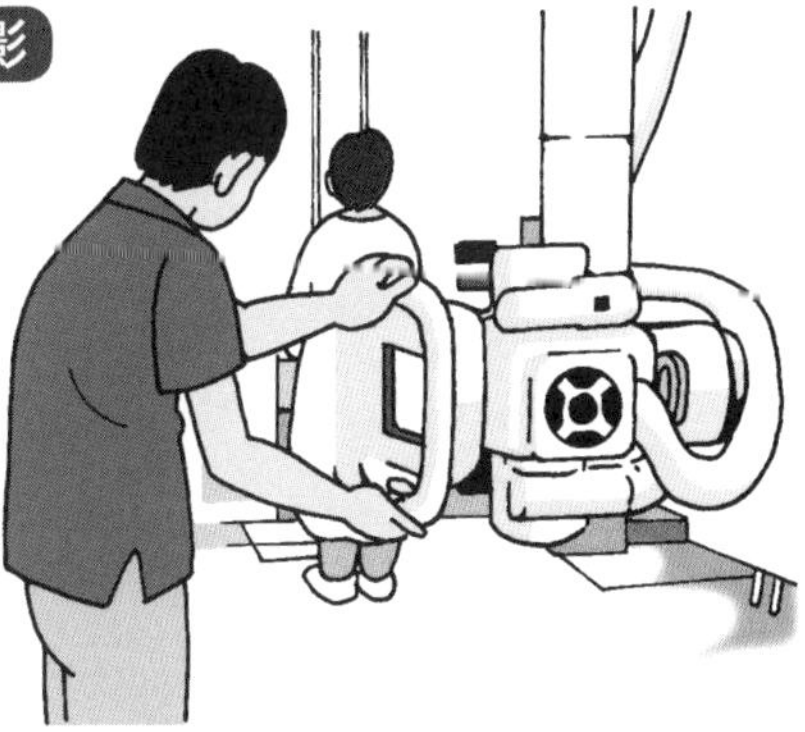

MRI検査

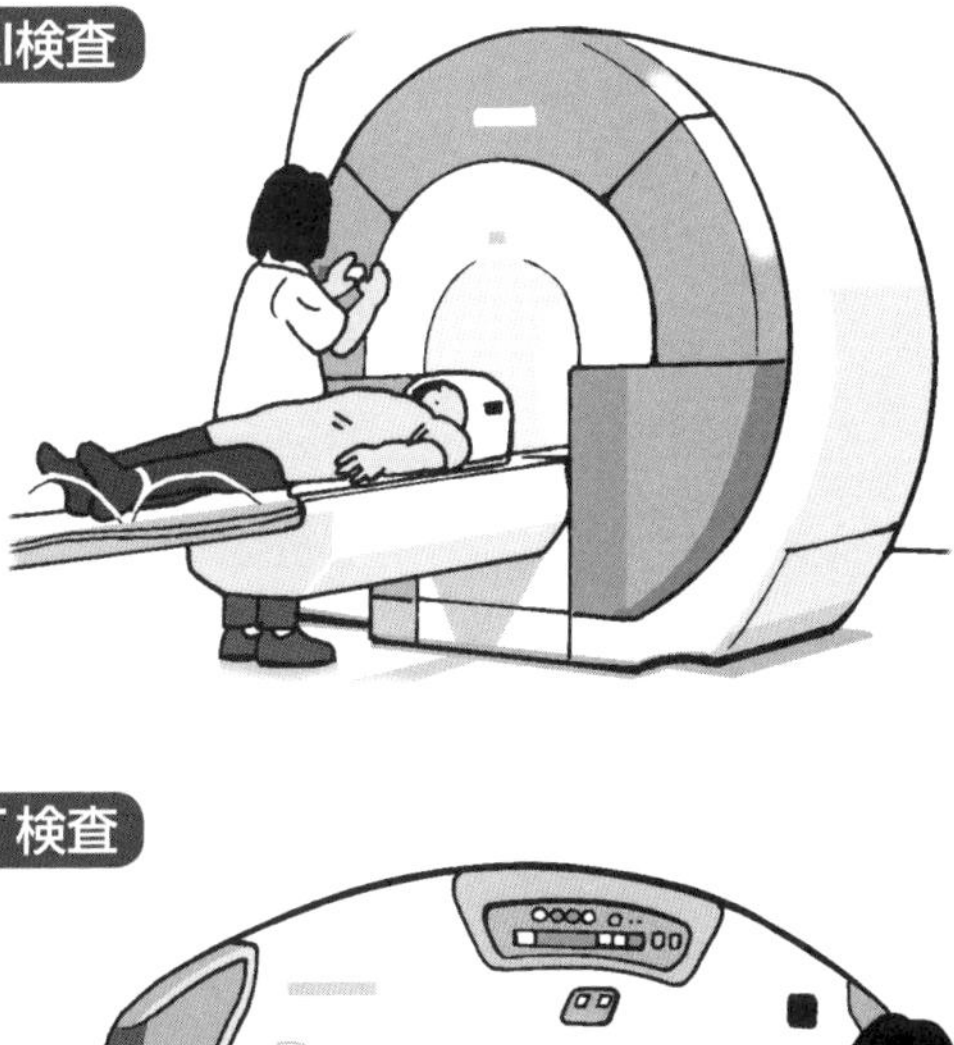

CT検査

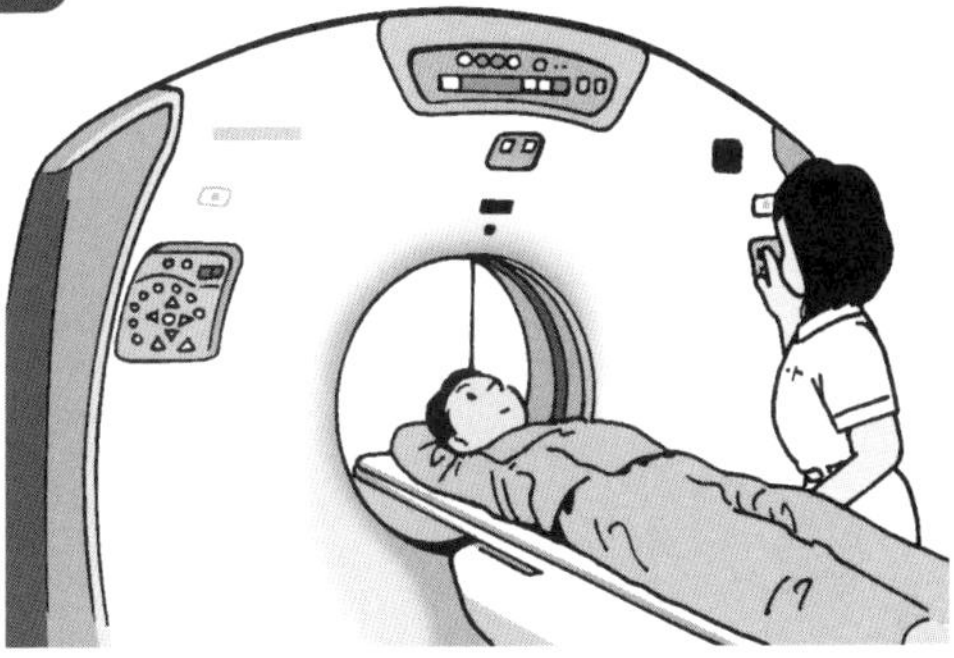

保存療法で治療をスタートする

神経ブロックは下肢に激しい痛みやしびれがある場合に行う

腰椎椎間板《ようついついかんばん》ヘルニアは、痛みやしびれを起こしている場合に治療の対象となります。自然に縮小することもあるため、治療は保存療法が第一選択です。痛みを緩和する薬物療法、理学療法、コルセットなどを使用する装具療法、神経ブロック療法があります。

●薬物療法

内服薬と外用薬があります。痛みやしびれを解消するために筋弛緩薬《きんしかんやく》、消炎鎮痛薬《しょうえんちんつうやく》、ビタミンB_{12}、神経障害性疼痛《とうつう》治療薬、弱オピオイドなどを用います。

●理学療法

腰椎牽引療法《けんいんりょうほう》、腰部マッサージ、温熱療法などを行い、痛みやしびれを解消します。

●装具療法

コルセットにより背骨を支え、杖など動きやすいような補助具を提案します。

●神経ブロック療法

腰部硬膜《こうまく》外に麻酔《ますい》注射を投与して神経をブロックし、激しい痛みを解消します。

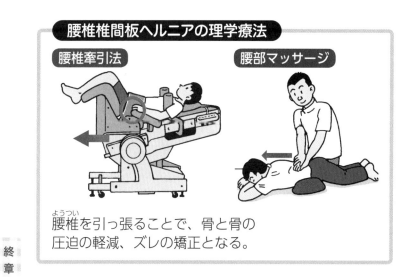

腰椎椎間板ヘルニアの理学療法

腰椎牽引法

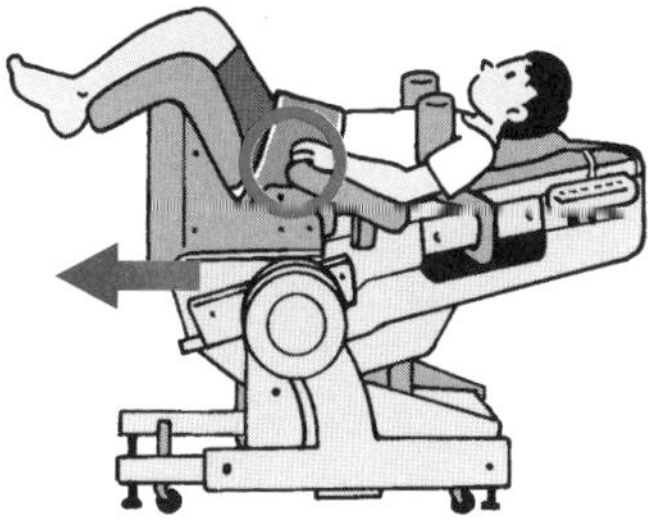

腰部マッサージ

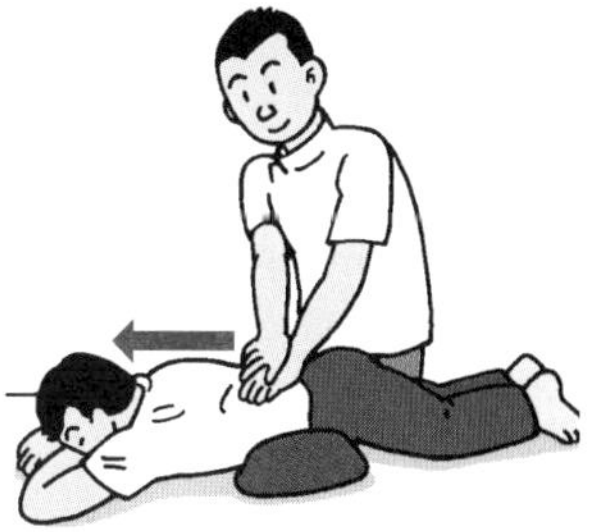

腰椎《ようつい》を引っ張ることで、骨と骨の圧迫の軽減、ズレの矯正となる。

腰椎椎間板ヘルニアの装具療法

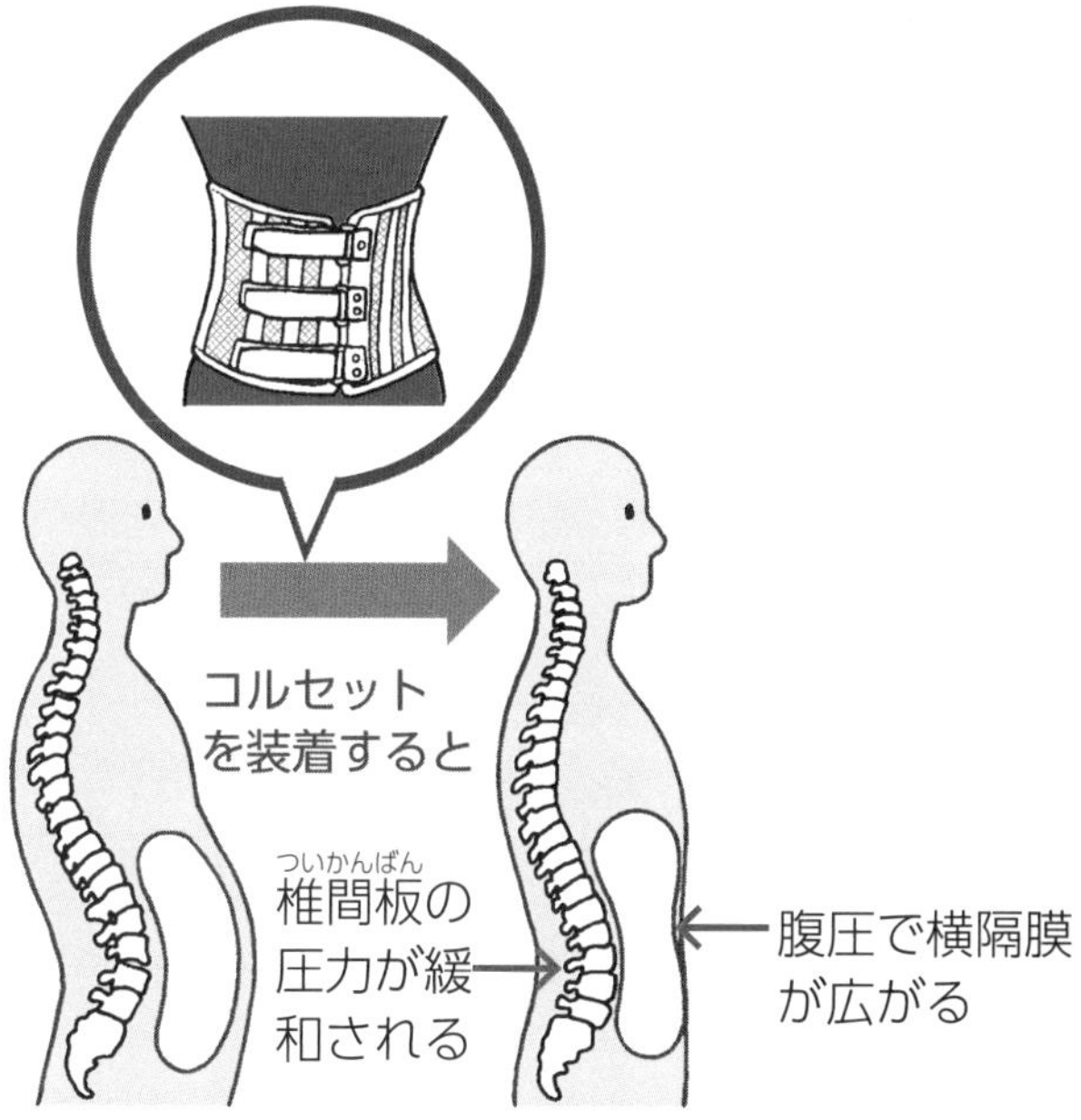
コルセットを装着すると
椎間板《ついかんばん》の圧力が緩和される
腹圧で横隔膜が広がる

腰椎椎間板ヘルニアの手術

手術には数種類あり患者の状態などによって選択される

保存療法を行っても効果がなく、症状が悪化する場合や、排尿障害などを伴うような場合は手術を検討します。手術では、**ヘルニアによる神経根《しんけいこん》や馬尾神経《ばびしんけい》の圧迫を取り除き、痛みやしびれを解放する**ことを目的にしています。

手術には、**PELD**（経皮的内視鏡下腰椎椎間板《けいひてきないしきょうかようついついかんばん》ヘルニア摘出術《てきしゅつじゅつ》）、**SELD**（仙骨内視《せんこつないし》鏡下腰椎《きょうかようつい》椎間板ヘルニア摘出術）、**MED**（脊椎内視鏡下腰椎椎間板《せきついないしきょうかようついついかんばん》ヘルニア摘出術《てきしゅつじゅつ》）、**PLDD**（経皮的レーザー椎間板減圧術）、**Disk－FX**（ラジオ波腰椎椎間板《はようついついかんばん》ヘルニア凝縮術《ぎょうしゅくじゅつ》）などがあります。

いずれも手術用の内視鏡を使って明るい視野《しや》（術野）のもとに組織を拡大して行うなど、体の負担がない安心・安全な手術が工夫されています。

手術には、出血・血腫《けっしゅ》による痛みや麻痺《まひ》、神経損傷による麻痺や障害、術後感染などのリスクも伴いますが、リスク管理も徹底しているので心配はありません。

手術を受ける前に心配なことはメモをして、医師や看護師などに確かめておきましょう。

手術を受けるうえでの心構え

●手術を受ける場合

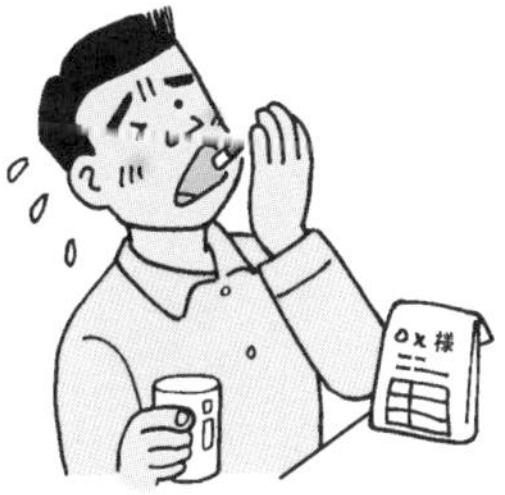

保存療法では効果がみられない

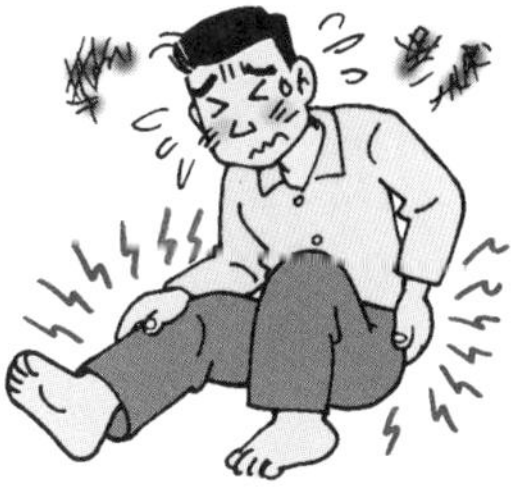

病気が進行し日常生活に支障をきたす

●手術を受ける前に確認すること

どんな手術法があるか（内視鏡手術と切開手術など）

手術によりどのくらいの改善が見込めるか

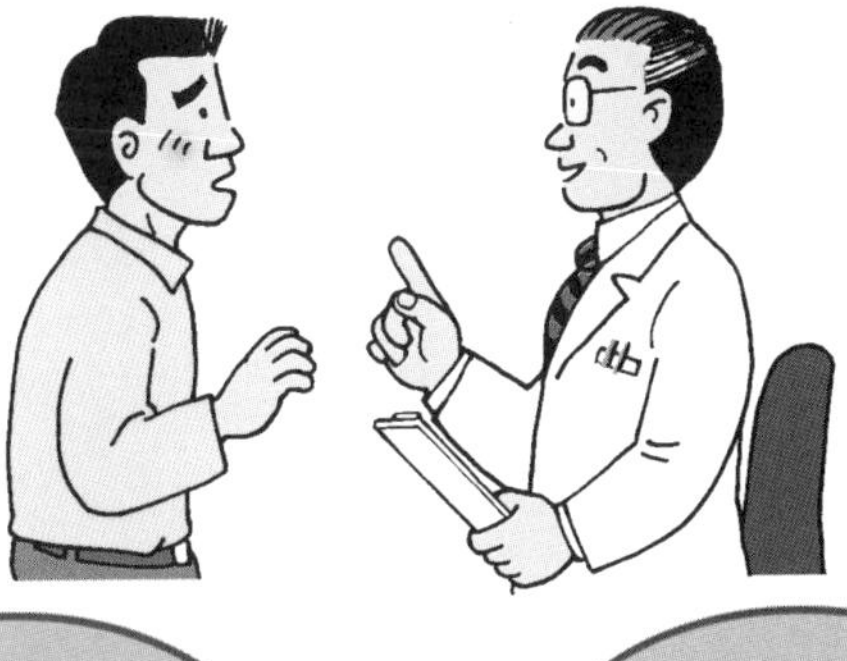

入院期間と費用（保険適用か自費診療か）

合併症・退院後の通院、セルフケア

手術①PELD（経《けい》皮《ひ》的《てき》内《ない》視《し》鏡《きょう》下《か》腰《よう》椎《つい》椎《つい》間《かん》板《ばん》ヘルニア摘《てき》出《しゅつ》術《じゅつ》）

最も進んだ最小侵襲脊椎手術で中度～重度の場合に行う

直径3㎜の鉛筆より細い小鉗子《しょうかんし》で、内視鏡のもと60倍に拡大して病巣をじかに見ながらヘルニアを切除する手術です。ほとんどの**中度～重度の椎間板《ついかんばん》ヘルニアが対象**です。手術時間は1時間程度です。筋肉や骨、靭帯《じんたい》などをほとんど切らずに摘出でき、傷口は小さく絆創膏《ばんそうこう》（カットバン）で止血でき、抜糸の必要がありません。日帰り手術も可能で、社会復帰も早くできるという「**最小侵襲脊椎手術**《さいしょうしんしゅうせきついしゅじゅつ》」です。この手術は最新鋭の機器と高度な技術を必要とする先進的な手術法なので、日本では行う医療機関は少ないのが現状です。

自費診療で、一部健康保険が適用されます（当院の場合）。

●手術のプロセス

①手術は局所麻酔《ますい》で行います。手術台にうつ伏せの姿勢になります。

②背中の皮膚を小切開し、直径6～8㎜の操作管（カニューレ）を椎間板後方に入れます。

③操作管の中から直径3㎜の小鉗子を入れ、内視鏡を見ながら膨隆《ぼうりゅう》部にある髄核《ずいかく》を摘出します。

④先端が自由に曲がる直径1・5㎜の止血用ラジオ波針で、ヘルニアの膨隆部《ぼうりゅう》を凝縮します。

⑤切開部分を縫合し、手術は終了です。

PELD

PELD：細い小鉗子《しょうかんし》で内視鏡のもとで拡大してヘルニアを切除する手術。

説明

対象者

ほとんどの中度〜重度の椎《つい》間板《かんばん》ヘルニアの人。

↓

手術

方法

直径３㎜の細い小鉗子で、内視鏡のもと60倍に拡大してヘルニアを切除する。手術時間は１時間程度。

↓

退院

術後

傷口は絆創膏《ばんそうこう》で止血できるため抜糸の必要はなく、日帰り手術も可能。

自費診療（一部保険適用）

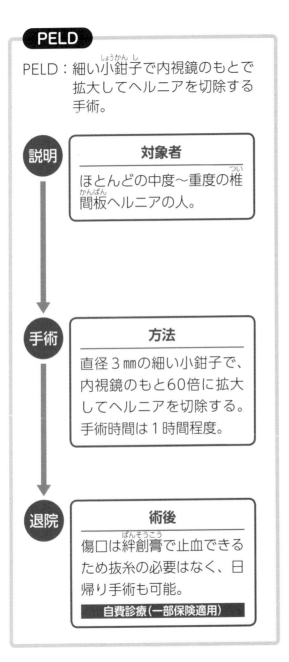

手術②SELD（仙《せん》骨《こつ》内《ない》視《し》鏡《きょう》下《か》腰《よう》椎《つい》椎《つい》間《かん》板《ばん》ヘルニア摘《てき》出《しゅつ》術《じゅつ》）

内視鏡下で数か所のヘルニアを手術できる

直径3㎜の操作管を挿入し、その中で直径1㎜の小鉗子《しょうかんし》やレーザーを使って、内視鏡のもと、ヘルニアを除去します。**中度〜重度の椎間板《ついかんばん》ヘルニアが対象**です。ヘルニアが数か所あっても、1つの傷口から同時期に手術することができ、最小限の創口《そうこう》ですみます。日帰りも可能で、**体への負担が少ない低侵襲《ていしんしゅう》の手術**です。手術は自費診療となります（当院の場合）。

●手術のプロセス

①手術は局所麻酔《ますい》で行います。手術台にうつ伏せの姿勢になります。

②背中の皮膚を小切開し、直径3㎜の操作管（カニューレ）を椎間板後方に入れ、内視鏡のもとその中で操作します。

③操作管の中から直径1㎜の小鉗子を入れ、ヘルニアの膨隆《ぼうりゅう》部にある髄核《ずいかく》を摘出します。

④直径1㎜以下のレーザー光線針で、ヘルニアの膨隆部を凝縮します。

⑤切開部分を縫合し、手術は終了です。

SELD（仙骨内視鏡下腰椎ヘルニア摘出術）

細い小鉗子《しょうかんし》やレーザーで内視鏡のもとでヘルニアを切除する手術。

説明

対象者

中度～重度の椎間《ついかん》板《ばん》ヘルニアの人。

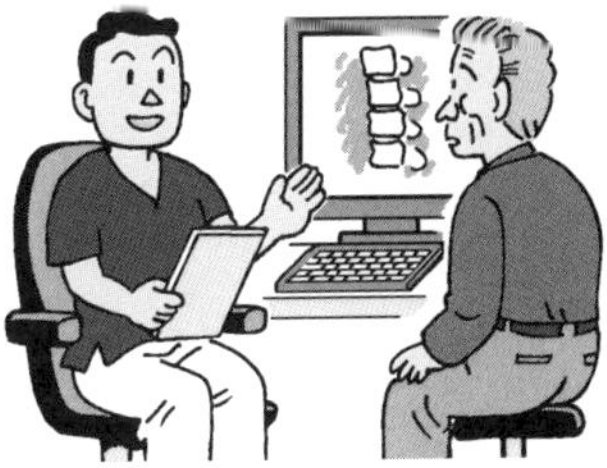

手術

方法

直径３㎜の操作管を挿入し、その中で直径１㎜の小鉗子やレーザーで、内視鏡のもとでヘルニアを切除する手術。

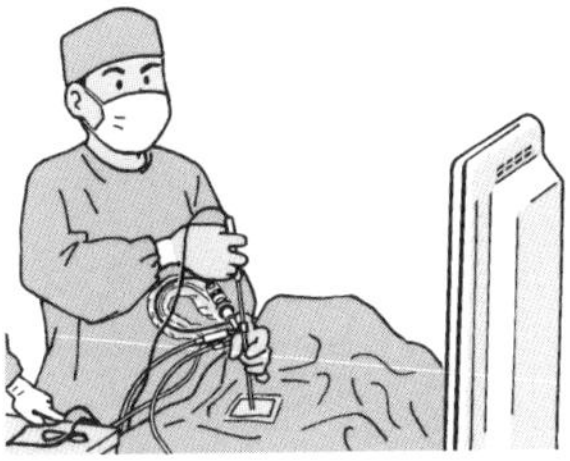

退院

術後

最小限の創口ですみ、日帰り手術も可能。

自費診療

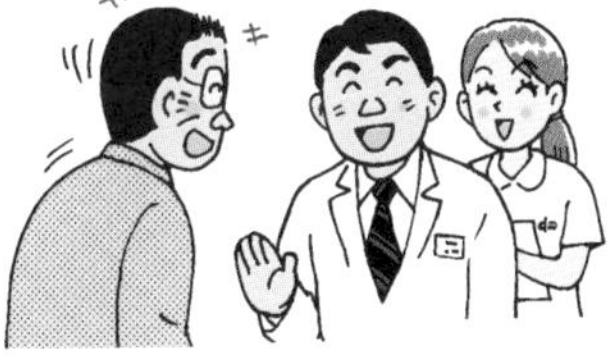

手術③MED（脊《せき》椎《つい》内《ない》視《し》鏡《きょう》下《か》腰《よう》椎《つい》椎《つい》間《かん》板《ばん》ヘルニア摘《てき》出《しゅつ》術《じゅつ》）

内視鏡下で椎間板の髄核を除去する手術

内視鏡下で行う一般的な椎間板《ついかんばん》の脱出髄核《ずいかく》を除去する手術です。**中度～重度の椎間板ヘルニアが対象**です。切開は20㎜と最小ですみ、筋肉や靭帯《じんたい》などを傷つけることもありません。術後の痛みも軽く、感染などのリスクも少なく、回復も早いというメリットがあります。手術の所要時間は20～30分、3～7日の入院で早く社会に復帰できます。自費診療で、一部健康保険が適用されます（当院の場合）。

●手術のプロセス

①全身麻酔《ますい》で行います。手術台にうつ伏せになります。
②背中の皮膚を小切開し、内視鏡と外包管を挿入します。
③内視鏡の映像を見ながら椎間板の脱出髄核を摘出します。
④切開した皮膚を縫い、手術は終了です。

MED

椎間板《ついかんばん》の髄核《ずいかく》を除去する手術。

説明

対象者

中度～重度の椎間板ヘルニアの人。

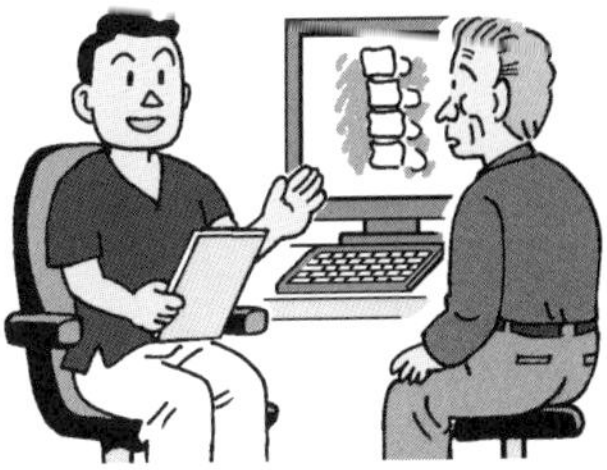

手術

方法

切開は20㎜と小さく、内視鏡下で椎間板の髄核を除去する。

手術時間は20～30分

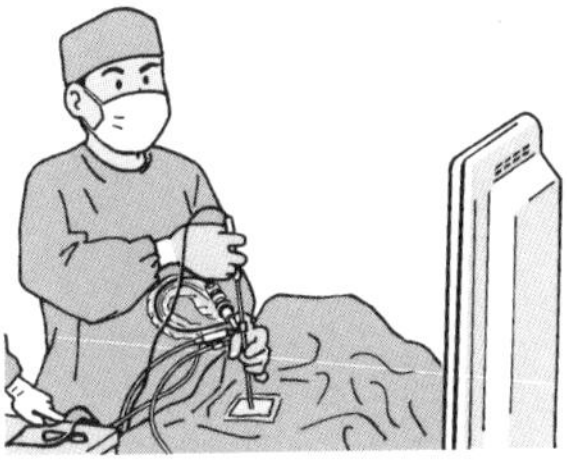

退院

術後

3～7日の入院で社会復帰できる。

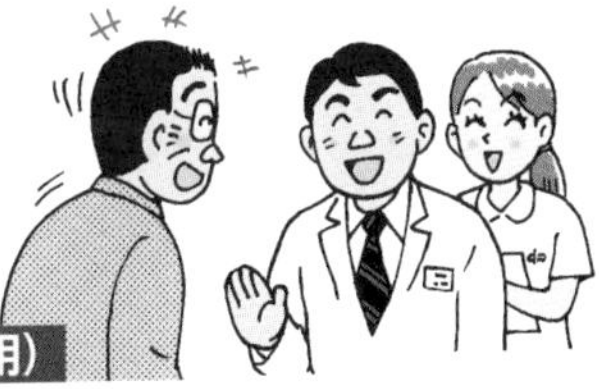

自費診療（一部保険適用）

手術④PLDD（経《けい》皮《ひ》的《てき》レーザー椎《つい》間《かん》板《ばん》減《げん》圧《あつ》術《じゅつ》）

しびれや痛みの原因の神経の癒着を除く

主に腰痛症状の軽度〜中度の椎間板《ついかんばん》ヘルニアが対象です。直径1㎜の針（操作管）を挿入し、その中にレーザーファイバーを通してヘルニアの膨隆《ぼうりゅう》部を熱凝固して吸収を促す手術です。凝固収縮により神経への圧迫が減少し、熱治療効果で痛みなどの症状が改善されます。また、椎間板亀裂部から水が流出するので神経との癒着《ゆちゃく》がなくなり、硬膜《こうまく》外の疼痛《とうつう》物質も除去されます。**手術時間は15分程度ですむ日帰り手術**です。手術は自費診療となります（当院の場合）。

●手術のプロセス

①手術は局所麻酔《ますい》で行います。手術台にうつ伏せの姿勢になります。
②背中の皮膚を小切開し、直径1㎜の操作管を椎間板後方に入れます。
③操作管の中からレーザーファイバーを通して、膨隆部を凝固収縮させます。
④切開部分を縫合し、手術は終了です。

PLDD

細い針を挿入し、ヘルニアの膨隆《ぼうりゅう》部を熱凝固して吸収を促す手術。

説明

対象者

腰痛が主体の中度〜重度の椎間板《ついかんばん》ヘルニアの人。

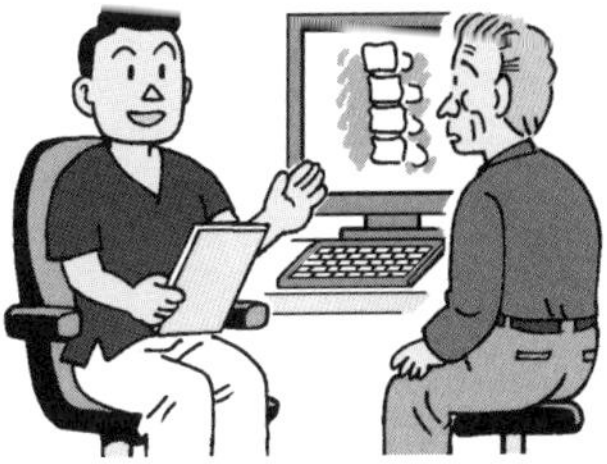

手術

方法

直径１㎜の操作管を挿入し、レーザーファイバーでヘルニアの膨隆部を熱凝固する。

手術時間は15分

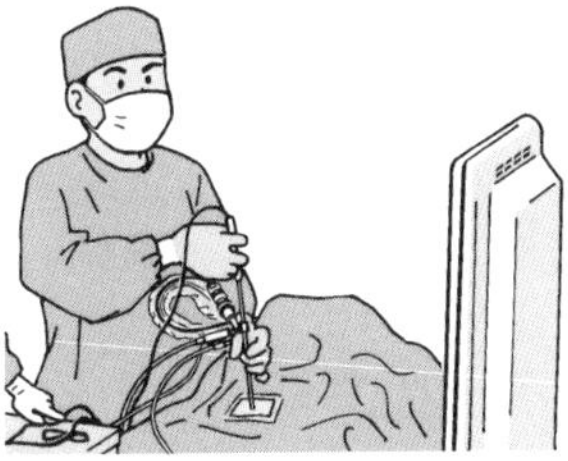

退院

術後

日帰り手術。

自費診療

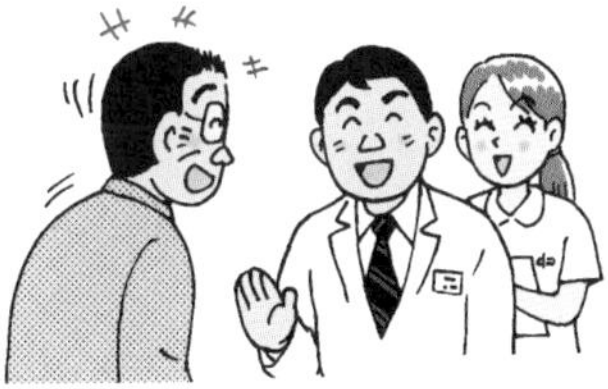

手術⑤Disk-FX（ラジオ波腰椎椎間板《はようついついかんばん》ヘルニア凝縮術《ぎょうしゅくじゅつ》）

ヘルニアが膨隆している場合に有効な日帰り手術

腰痛が主症状の**中度の椎間板ヘルニアが対象**です。とくにヘルニアが後方に膨隆《ぼうりゅう》している場合に有効で、ラジオ波を使用してヘルニアの髄核《ずいかく》を凝固収縮させる手術です。内視鏡により病巣を確認しながら手術できる利点があります。**局所麻酔《ますい》で行う日帰り手術**になります。手術は自費診療となります（当院の場合）。

●手術のプロセス

①手術は局所麻酔で行います。手術台にうつ伏せの姿勢になります。

②背中の皮膚を小切開し、直径2㎜の操作管（カニューレ）を椎間板後方に入れ、内視鏡のもと、その中で操作します。

③操作管の中に小鉗子《しょうかんし》を入れ、膨隆部にある髄核を摘出します。

④先端が自由に曲がる内視鏡から出るラジオ波針で、ヘルニアの膨隆部を凝縮します。

⑤切開部分を縫合し、手術は終了です。

Disk-FX

ラジオ波でヘルニアの髄核《ずいかく》を凝固収縮する手術。

説明

対象者

腰痛が主症状の中度の椎間板《ついかんばん》ヘルニアの人。

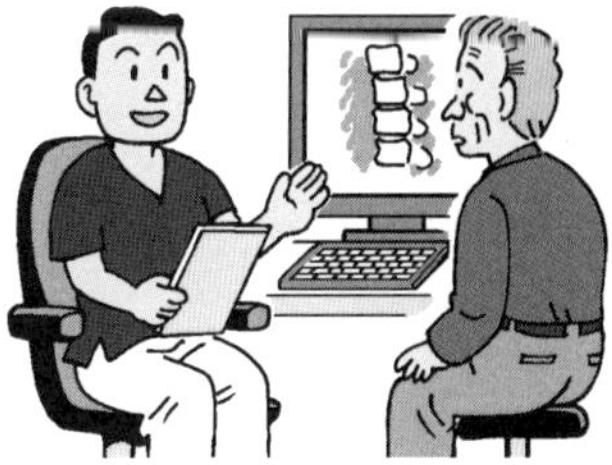

手術

方法

直径２㎜の操作管を挿入し、内視鏡のもとラジオ波でヘルニアの髄核を凝固収縮する。

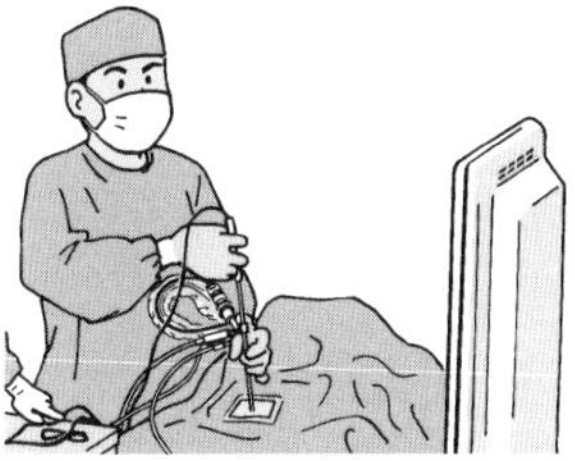

退院

術後

日帰り手術。

自費診療

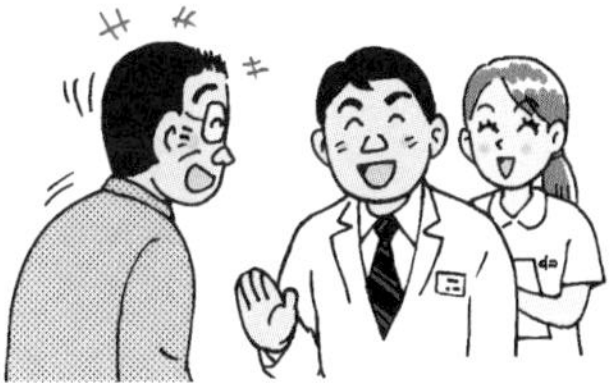

予防法①股関節周囲筋のストレッチ

股関節周囲筋の柔軟性を高めて腰椎を安定させる

椎間板《ついかんばん》ヘルニアでは、腰椎《ようつい》の過剰な運動がみられ、これが腰の不安定を招いて神経を刺激し、痛みを誘発します。太腿の内側にある内転筋群のストレッチは、**腰椎を支えている股関節周辺筋の柔軟性を高めて腰椎を安定させます。**股関節屈曲の可動域も広がり、腰椎屈曲の過剰な運動を防止することができます。

股関節周辺の筋肉

内転筋《ないてんきん》群は太ももの内側にある筋肉で、股関節の内転や屈曲などの作用にかかわる。

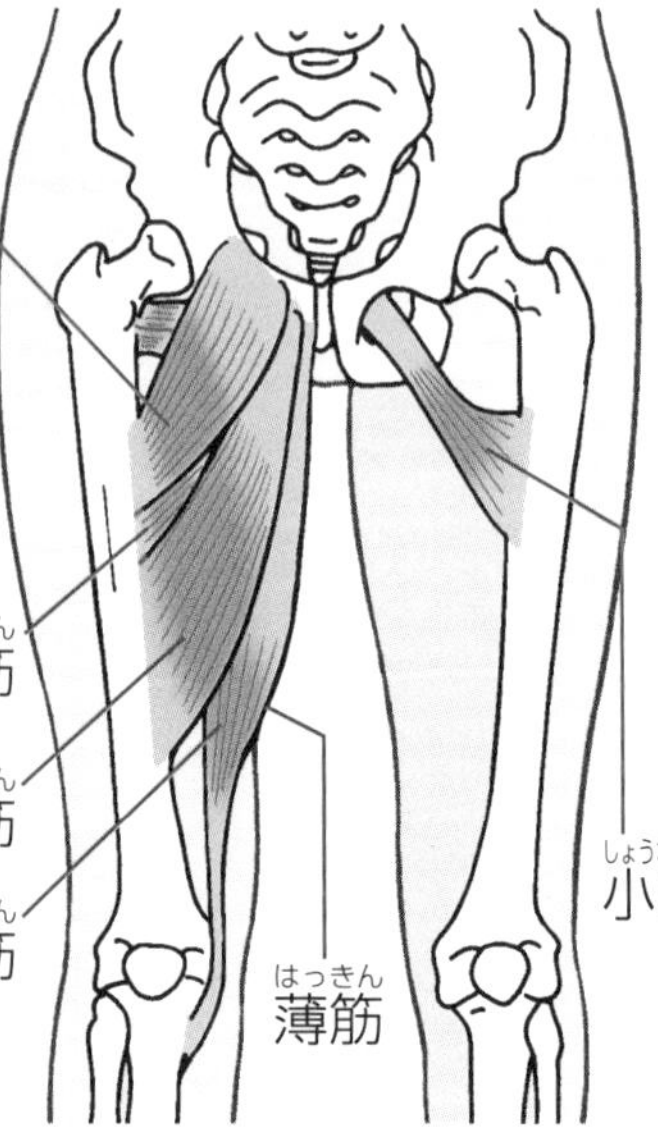

股関節周囲筋のストレッチ

①あお向けに寝る。

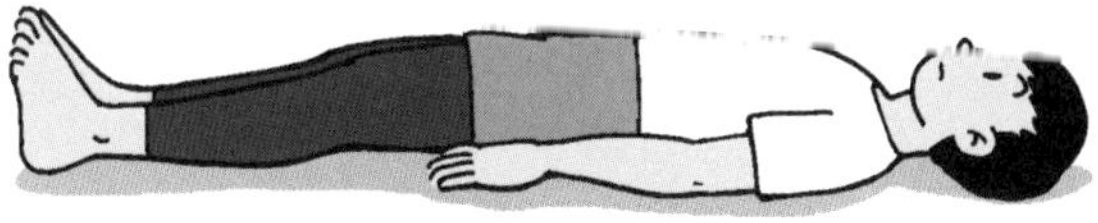

②両手で一方の膝を支え、少しずつ負荷を加えて腹部に引き寄せ、30秒その姿勢を保つ。

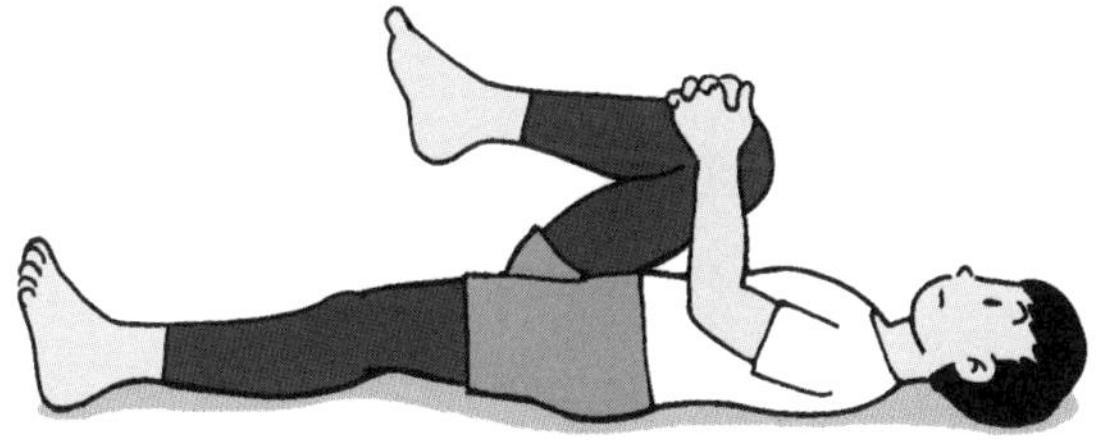

③もう一方の足についても同様に行う。これを１セットとして３〜５回繰り返す。

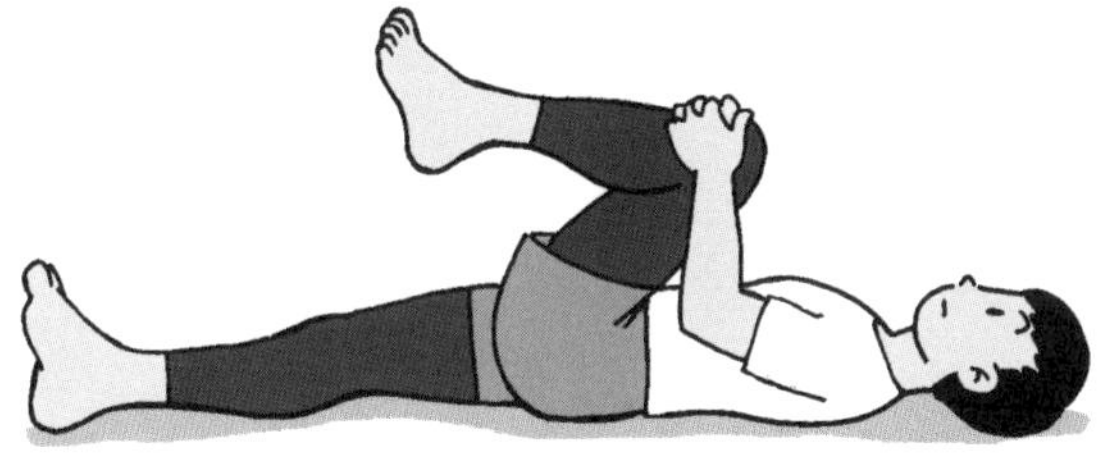

予防法②腹筋の筋力トレーニング

背骨を支える腹筋をソフトに鍛えて椎間板ヘルニアを予防する

簡単腹筋運動

①あお向けに寝て膝を立て、大きく息を吸い込む。

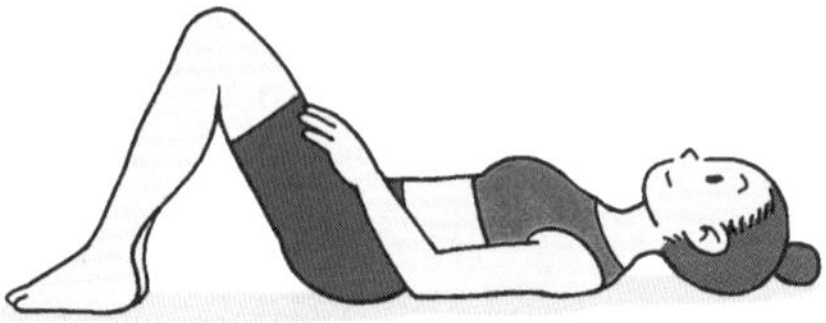

②息を吐きながらへそをのぞき込むように頭を上げる。息を吐き切ったら、ゆっくりと元の姿勢に戻る。
※１日10回程度行う。

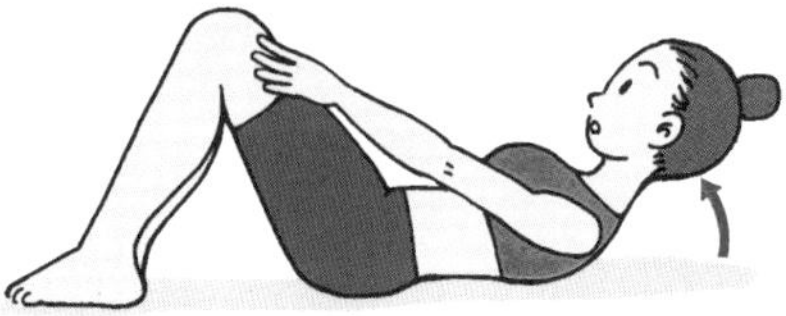

体幹筋である腹筋は、**体を支えている背骨をまっすぐ立たせるために非常に重要な働き**をしています。腹筋が衰えると背骨に過度な負担がかかり、腰痛の原因にもなります。

椎間板《ついかんばん》ヘルニアを予防し、腰を保護するためであれば、スポーツ選手のように腹筋を鍛える必要はありません。上記の「簡単腹筋運動」を行う程度で十分です。

椅子に座って行う腹筋運動

①椅子に浅く座り、両足はぴったりつける。手はお尻の横に置き、椅子のサイドを持つ。

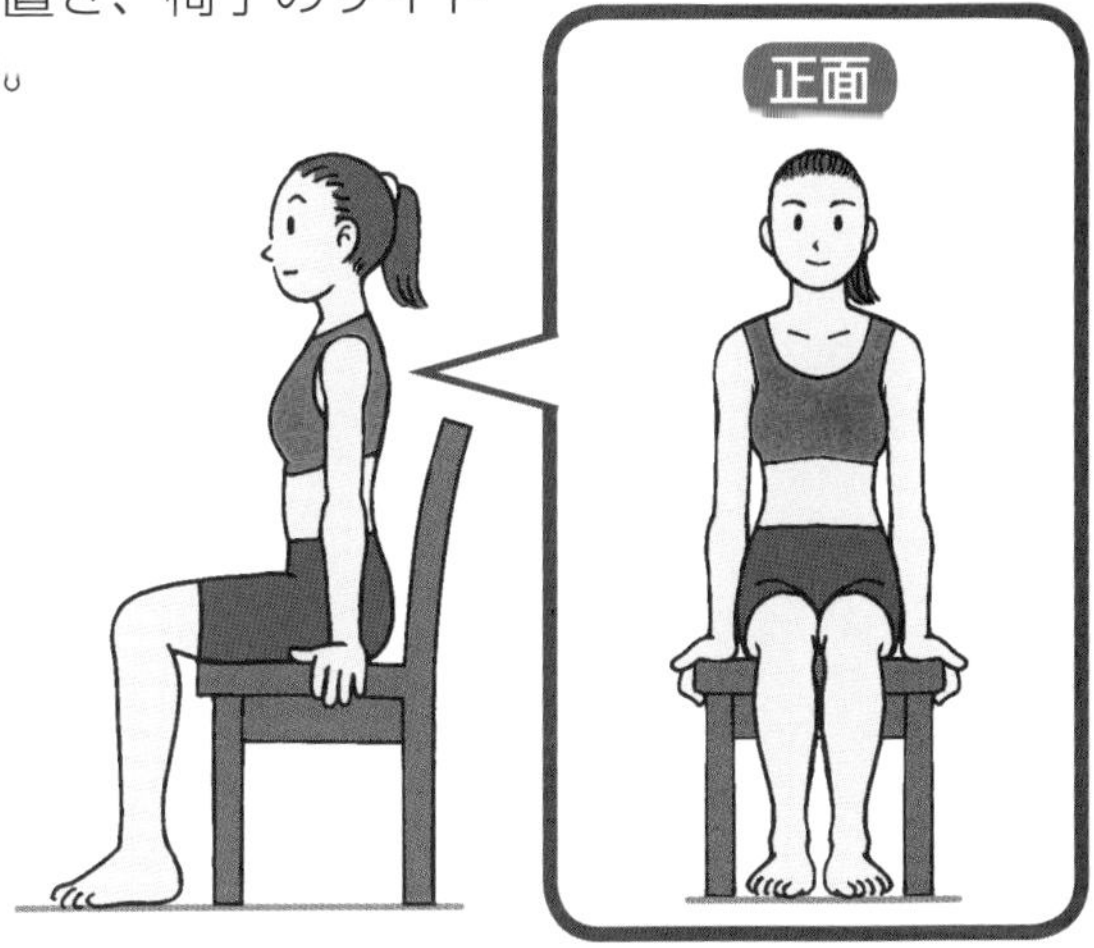
正面

②足を胸の高さくらいまで持ち上げる。そのまま5秒ほどキープし、ゆっくりと足を下ろす。

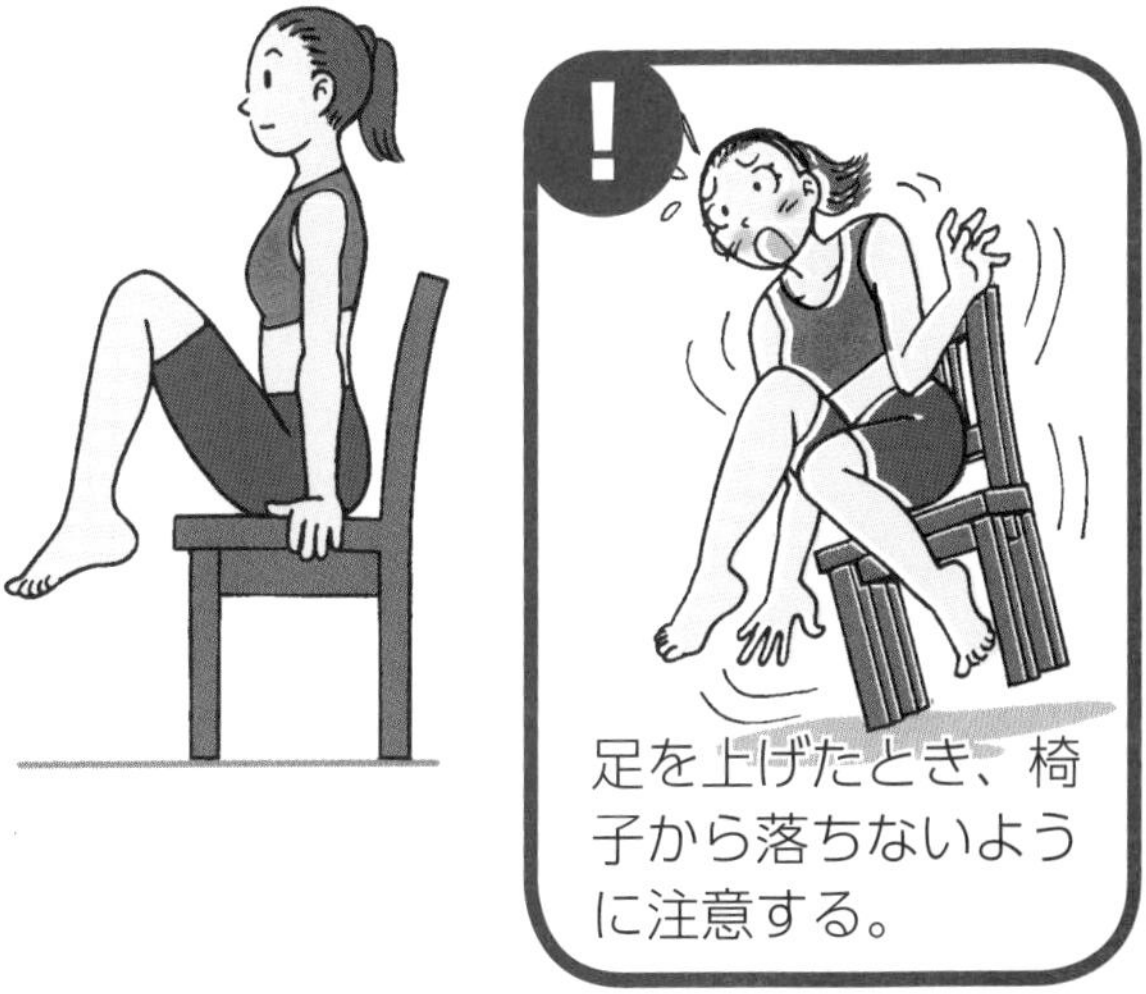
!
足を上げたとき、椅子から落ちないように注意する。

予防法③バランストレーニング

神経と筋肉の協調性を整え、骨盤の前弯を保つためのトレーニング

腰椎《ようつい》の損傷により腰が不安定になると、体が傾いたり、とっさの動きができなかったり、ちょっとのことでつまずいたりします。神経と筋肉の協調性をトレーニングで整え、動作の安定を図ります。**体が不安定な状況下で骨盤《こつばん》の前弯《ぜんわん》を保てるようになるトレーニング**です。

バランスボール

①バランスボールの上に座り、手を組む。

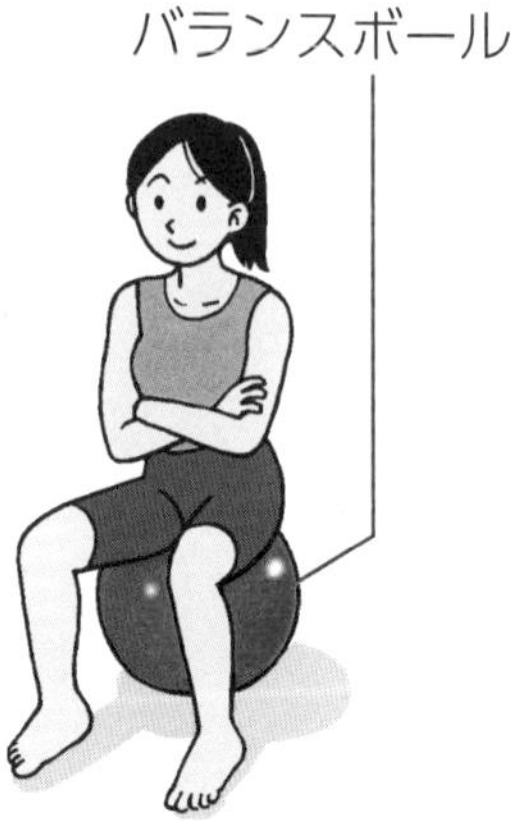

②姿勢が安定したら、一方の足を上げて15〜30秒姿勢を保持し、元に戻る。

③もう一方の足についても同様に行う。これを5〜10回繰り返す。

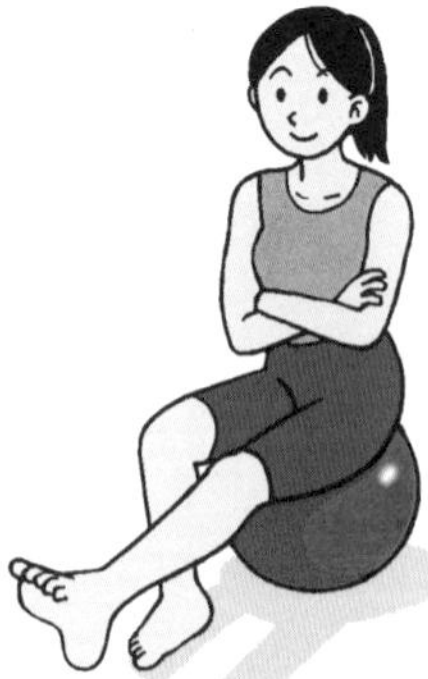

四つんばいでのバランストレーニング

①四つんばいの姿勢になる。

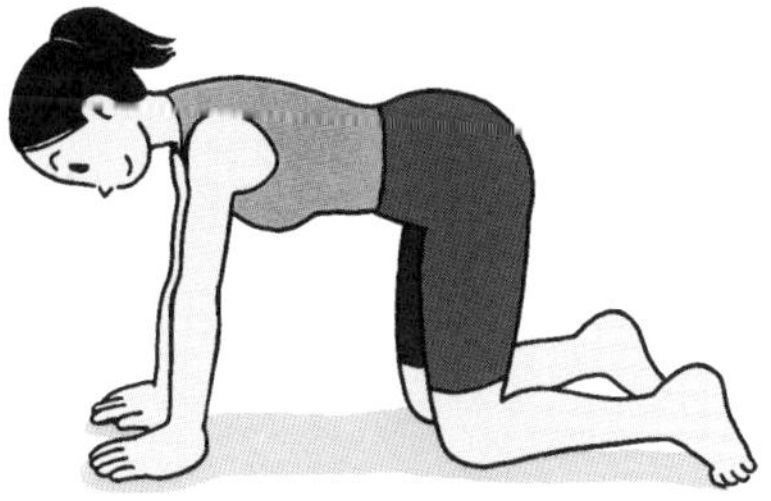

②右手を体と平行になるように上げる。左足を体と平行になるように上げる。

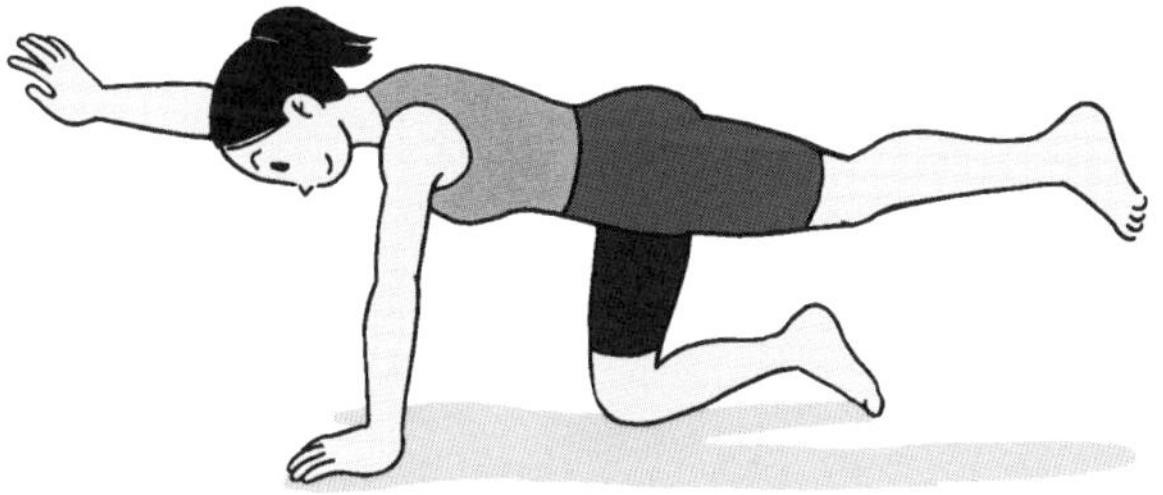

③この姿勢を15～30秒保持し、元に戻る。反対の手足についても同様に行う。これを5～10回繰り返す。

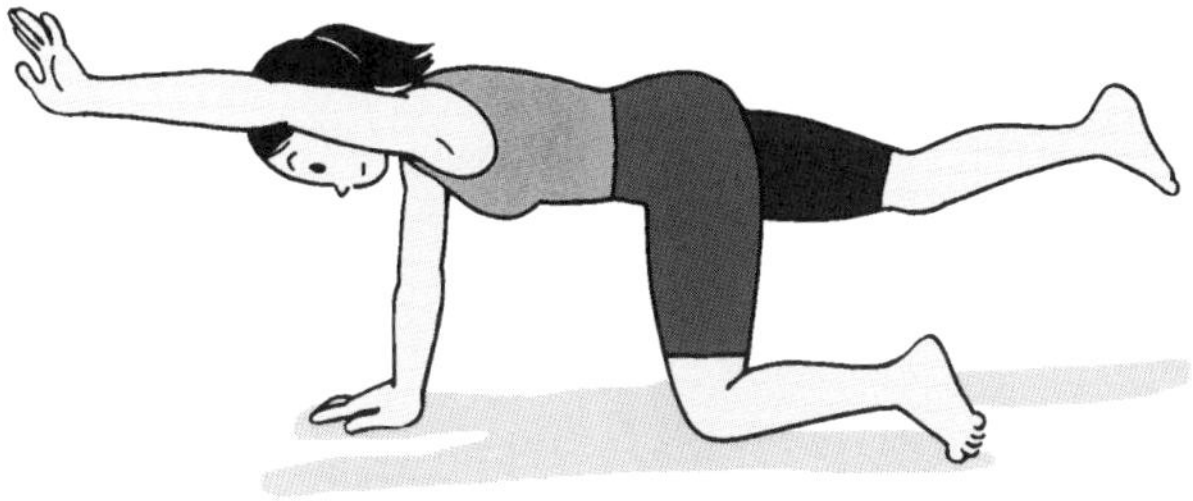

予防法④物理療法

牽引療法、超音波療法、低出力レーザー療法などが有効

物理療法には、さまざまな方法があります。なかでも効果が認められているのは、**牽引《けんいん》療法**、**超音波療法**、**低出力レーザー療法**などです。人によって効果は異なりますので、1か月くらい試してみて、少しでも改善する場合は継続し、効果が認められないようなら別の方法を試しましょう。

●**牽引療法**

痛みやしびれを起こす脊髄神経《せきずいしんけい》は、骨と骨の間を通って末梢神経《まっしょうしんけい》につながっていきます。**腰を引っ張って骨と骨のズレや隙間を調整する**ことによって、神経の圧迫をやわらげ痛みやしびれを解消することを目的に行うのが牽引療法です。ただし、がんなど重篤《じゅうとく》な病気や脊椎炎《せきついえん》、脊椎分離症やすべり症、また高齢者で骨粗鬆症《こつそしょうしょう》が進行している場合は、この治療法は適しません。

●**超音波療法**

急性期または慢性期の腰痛に対して超音波を当て、温熱効果と機械的振動により血流を

改善したり、筋肉の緊張をほぐしたり、細胞膜の透過性を高めたりして症状を軽減します。

ただし、がんや心臓疾患《しっかん》、脊髄疾患がある場合は適しません。

●低出力レーザー療法

光を利用した医療機器を使用します。血管や神経に作用して痛みやしびれを緩和します。

腰椎椎間板ヘルニアの理学療法

牽引療法

腰を引っ張って骨と骨とのズレを調整して、神経の圧迫をやわらげる。

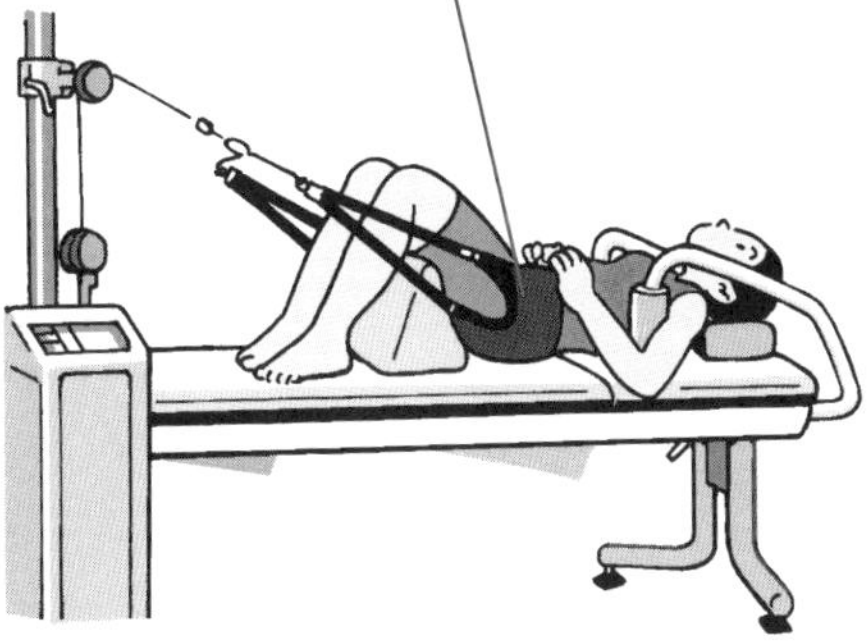

超音波療法

温熱効果と機械的振動によって症状を軽減する。

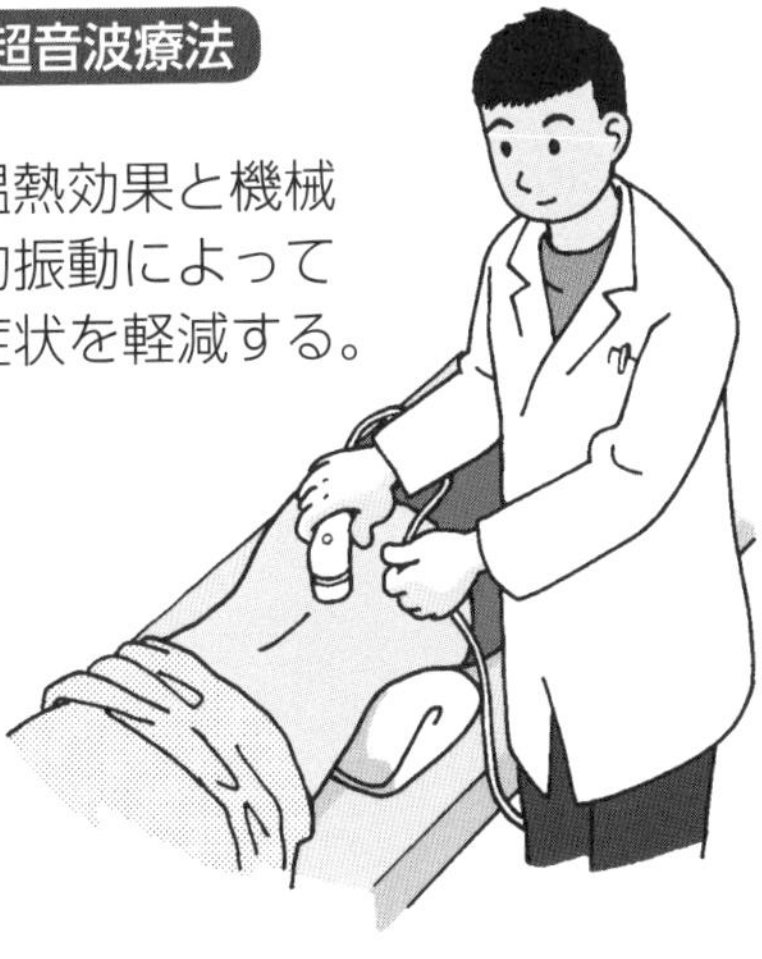

予防法⑤生活の見直し

腰にかかる負担を軽減する姿勢や動作を心がける

腰椎《ようつい》椎間板《ついかんばん》ヘルニアは、多くの場合、日常生活での姿勢やとっさの動作によって引き起こされます。椎間板ヘルニアを予防し、再発を回避するためにも、これまでの生活を見直して、正しい姿勢や動作を身につけるようにしましょう。

●長時間同じ姿勢を保たないようにする

長時間立ち仕事をしたり、パソコンやテレビ相手に座りっぱなしの生活をしたり、根《こん》をつめて裁縫などの手仕事をしたりするのは避け、適度に休憩をとり、背骨や筋肉などの緊張をほぐしましょう。

●負担がかからない姿勢をとる

床に座るとき、あぐらや横すわりは腰に負担がかかるので、正座を心がけます。椅子に座るときは、椅子の高さを股関節の位置よりやや上の高さに調整します。台所などの立ち仕事は、腰を安定させるために踏み台を用意し、ここに片足を乗せて姿勢を保ちます。車を運転するときは、深く腰かけて背もたれに背中を密着させます。

●腰をひねる動作に注意する

物を持ち上げたり、高いところの物を下ろしたりするときは、背伸びをしたりそっくり返ったりするのは厳禁です。腰を落とし、荷物を自分の近くに引き寄せて持ち上げたりします。かがむときも、腰をひねるのは避けましょう。重い物を運ぶときは、両手に下げずにカートなどを利用しましょう。

●肥満を解消する

太っていると足腰に必要以上の負荷がかかります。背骨のS状カーブをゆがめたり、腰を痛めたりする原因になります。適正体重になるよう肥満の解消に努めましょう。

重い物を持つとき

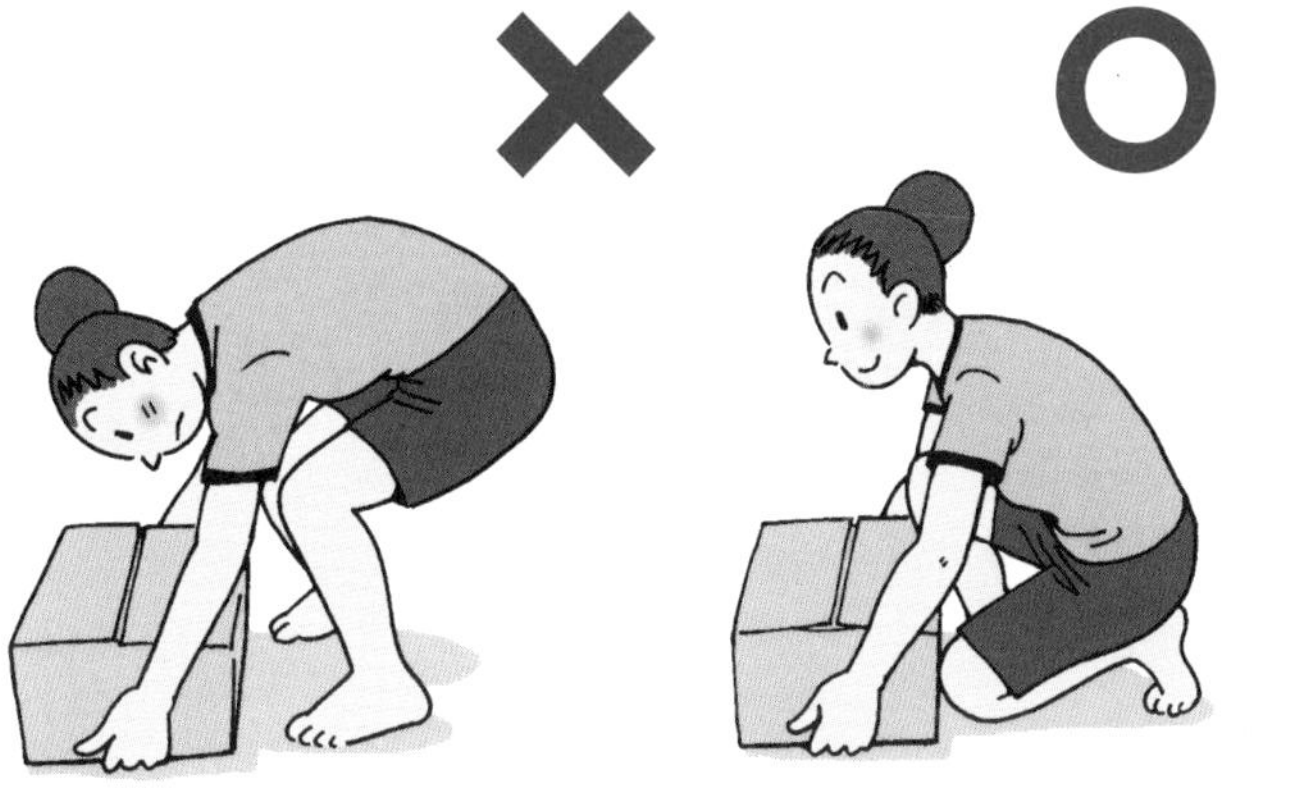

中腰のまま上体を曲げて腕力だけで持ち上げる。

腰を落とし片膝をついて、ゆっくりと立ち上がる。

脊《せき》椎《つい》ドック
（脊椎精密検査）

痛みやしびれなどの原因を究明して、適切な治療につなげていくことを目的とした検査です。

脊椎ドックの対象になる方

- 脊椎・脊髄の健康状態を詳細に知っておきたい方
- 他院に通院していて治らない方、「歳だから仕方がない」と言われた方
- 背骨の病気があるが、治療法の選択に迷っている方
- 手術をすすめられているが、セカンドオピニオンを求めたい方
- 小さな傷（最小侵襲）で手術を受けたい方
- 入院日数をできるだけ減らして、短期間の入院で脊椎手術を受けたい方

こんな症状がある方におすすめ!

腰の痛み

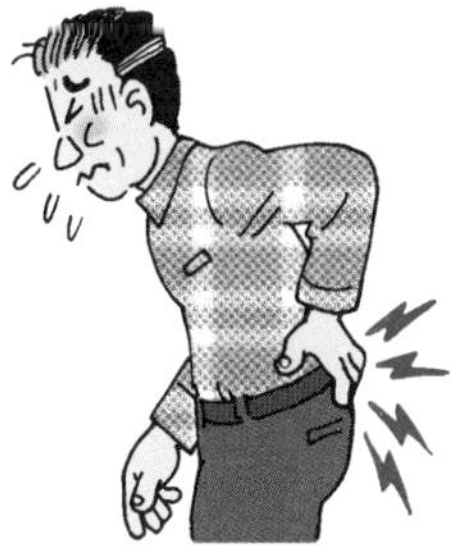

手足のしびれ

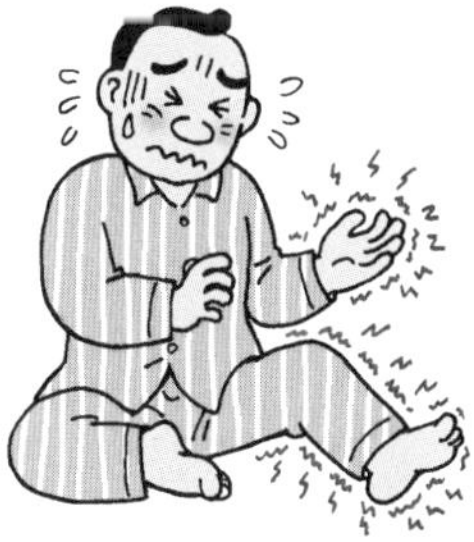

背中の痛み

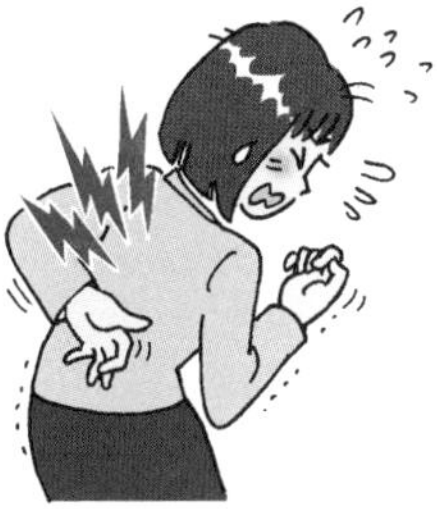

歩くと足がだるくなる

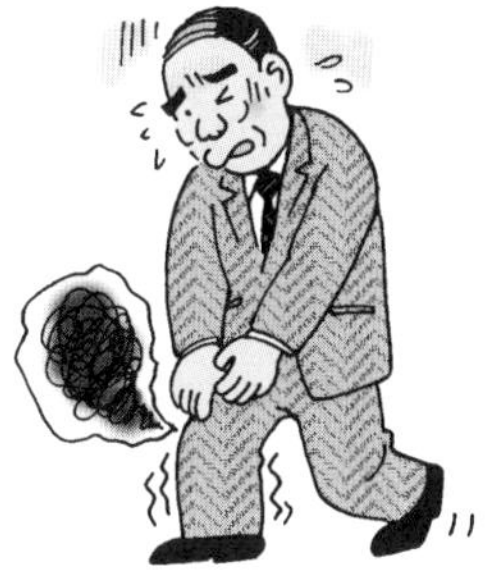

首や肩の痛み

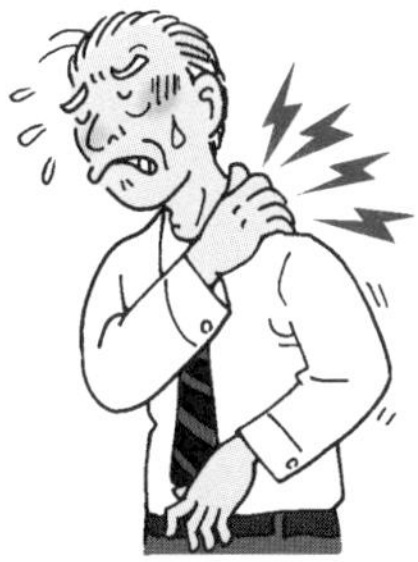

重度の肩こり

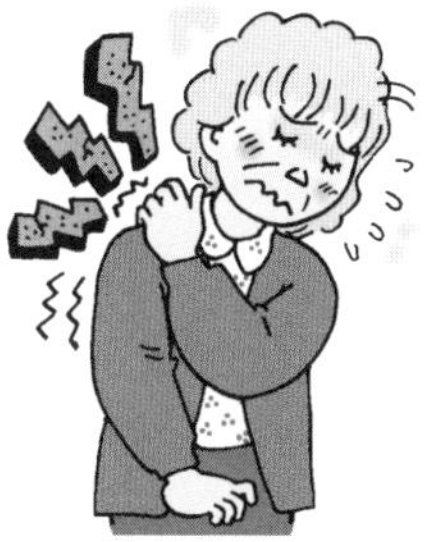

脊椎ドックをおすすめする理由は？

1 MRI、CT、X線などの画像撮影を1日で行うことができ、その結果がすぐわかる。

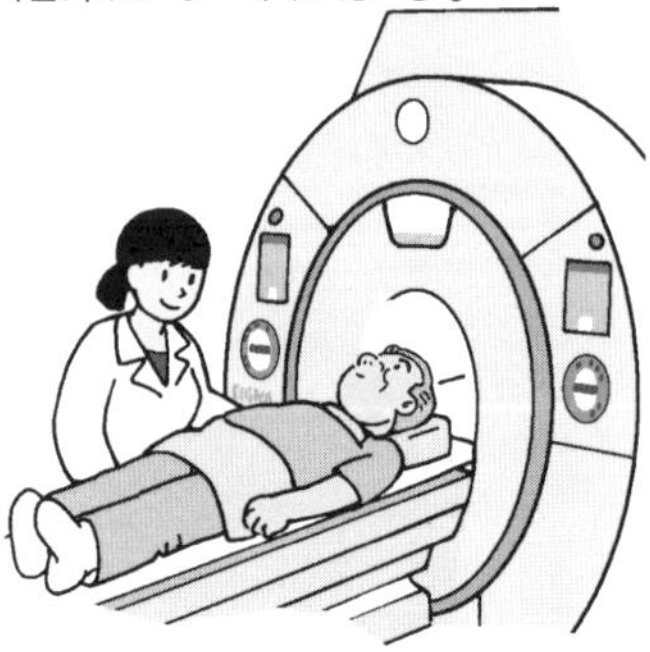

2 画像を見ながら、脊椎専門医から検査結果の説明をすぐ受けることができる。

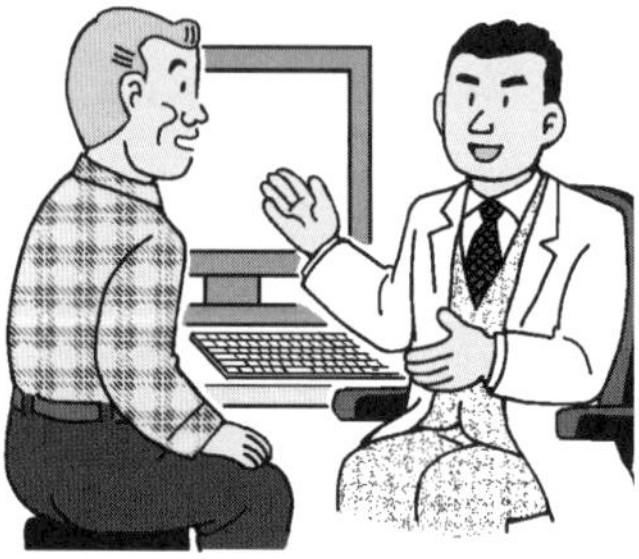

3 痛みなどの症状がある場合、その原因やしくみをわかりやすく説明を受けることで病気について理解できる。

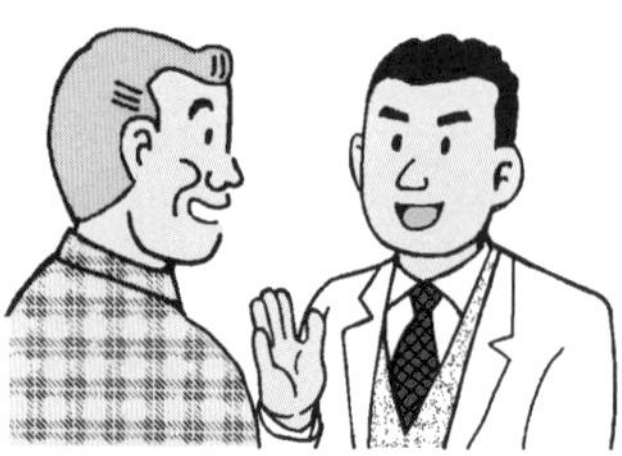

4 今後の治療方針の選択肢が示されることで、不安が解消される。

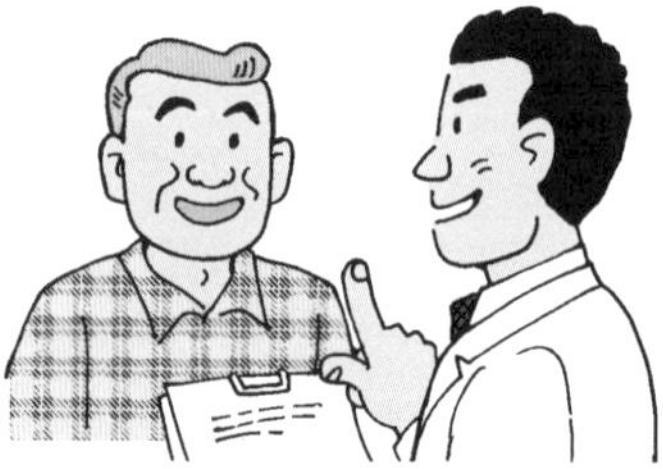

脊椎ドックの流れ

1 電話などで予約する
（予約後、問診票・
申込書は郵送）

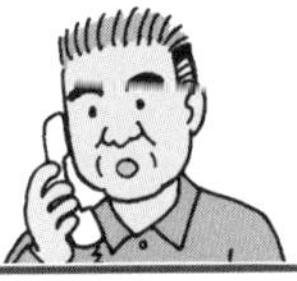

↓

2 問診票・申込書を
記入し、当日持参する

↓

3 MRI・CT撮影を
受ける

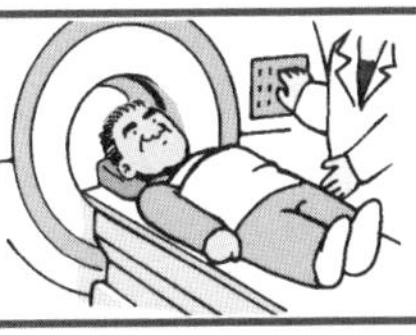

↓

4 X線撮影後、
専門医による検査結果
の説明を受ける

↓

5 治療が必要な場合、
今後の方針を確認する

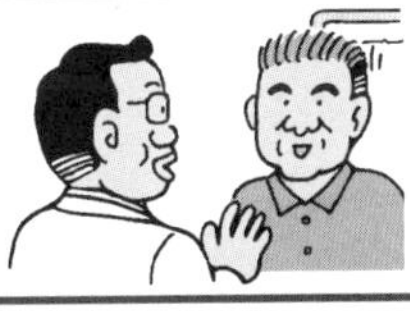

脊椎ドックは3種類

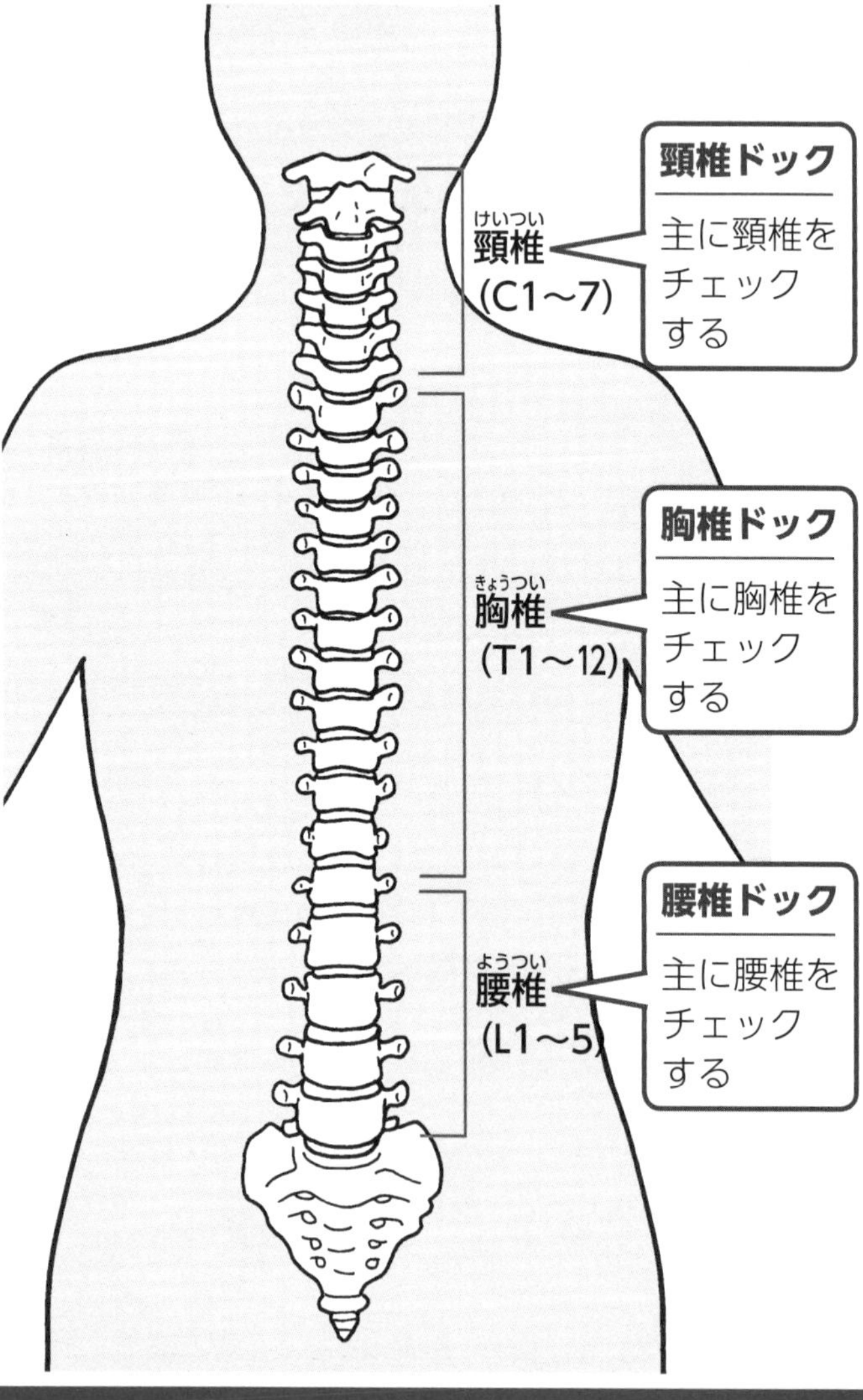
頸椎《けいつい》
(C1～7)
頸椎ドック
主に頸椎をチェックする
胸椎《きょうつい》
(T1～12)
胸椎ドック
主に胸椎をチェックする
腰椎《ようつい》
(L1～5)
腰椎ドック
主に腰椎をチェックする

検査項目と内容

MRI検査	椎間板ヘルニア、脊柱管狭窄症などの椎間板・神経の状態を把握するのに欠かせない検査です。

MRI検査を受けることができない方
●心臓ペースメーカーを使用されている方
●手術により金属固定をされている方
●人工内耳、インプラントをされている方
●閉所恐怖症の方
●刺青がある方、カラーコンタクトレンズを装着の方
●バリウム検査を受けてから１週間以内の方
●女性で妊娠されている方、妊娠の可能性がある方

CT検査	脊椎の骨・関節の状態を断面図や立体図で把握し、骨棘(骨のトゲ)、分離症の有無、椎間板石化化を詳細にチェックします。大動脈瘤の有無、内臓由来の腰痛などもチェックします。
X線撮影検査	脊椎不安定症、ゆがみ、骨の質などを把握します。

●監修者

三浦 恭志（みうら やすし）

東京腰痛クリニック院長。名古屋大学医学部大学院卒業。医学博士。日本整形外科学会専門医。あいちせぼね病院理事。日本整形外科学会脊椎脊髄医、日本整形外科学会脊椎内視鏡下手術・技術認定医、日本脊椎脊髄病学会脊椎脊髄外科指導医、脊椎脊髄外科専門医、日本PED研究会世話人。

東京腰痛クリニック
東京都中央区銀座５－１－15　第一御幸ビル２・３階
URL：https://www.tokyo-itoortho.jp

カバーデザイン／CYCLE DESIGN
本文・カバーイラスト／上杉昇平
校正／山中しのぶ
執筆協力／荻 和子
編集協力・本文デザイン・DTP／knowm（間瀬直道・大澤雄一）

図解 専門医が教える
脊柱管狭窄症を治す最新治療

2020年10月１日　初版第１刷発行

監 修 者　三浦 恭志
発 行 者　廣瀬 和二
発 行 所　株式会社 日東書院本社
〒160-0022　東京都新宿区新宿２丁目15番14号　辰巳ビル
TEL：03-5360-7522（代表）　FAX：03-5360-8951（販売部）
URL：http://www.TG-NET.co.jp
印刷・製本所　図書印刷株式会社

ISBN978-4-528-02325-3 C2047